Het Spirulina kookboek: geef uw gezondheid en energie een boost met Spirulina

100 heerlijke en voedzame recepten met behulp van Nature's Superfood

Bryan Post

© **Alle rechten voorbehouden.**

Vrijwaring

De informatie in dit eBook is bedoeld om te dienen als een uitgebreide verzameling strategieën waar de auteur van dit eBook onderzoek naar heeft gedaan. Samenvattingen, strategieën, tips en trucs zijn slechts aanbevelingen van de auteur, en het lezen van dit eBook garandeert niet dat iemands resultaten exact overeenkomen met de resultaten van de auteur. De auteur van het eBook heeft alle redelijke inspanningen geleverd om de lezers van het eBook actuele en nauwkeurige informatie te bieden. De auteur en zijn medewerkers kunnen niet aansprakelijk worden gesteld voor onopzettelijke fouten of weglatingen die kunnen worden gevonden. Het materiaal in het eBook kan informatie van derden bevatten. Materialen van derden bevatten meningen van hun eigenaars. Als zodanig aanvaardt de auteur van het eBook geen verantwoordelijkheid of aansprakelijkheid voor materiaal of meningen van derden. Of het nu gaat om de vooruitgang van het internet, of de onvoorziene veranderingen in het bedrijfsbeleid en de richtlijnen voor redactionele indiening, wat op het moment van schrijven als feit wordt vermeld, kan later achterhaald of niet van toepassing zijn.

Het eBook is copyright © 2023 met alle rechten voorbehouden. Het is illegaal om dit eBook geheel of gedeeltelijk opnieuw te verspreiden, te kopiëren of er afgeleide werken van te maken. Geen enkel deel van dit rapport mag worden gereproduceerd of opnieuw verzonden in welke vorm dan ook zonder de uitdrukkelijke schriftelijke en ondertekende toestemming van de auteur.

INHOUDSOPGAVE

INHOUDSOPGAVE..3
INVOERING..8
ONTBIJT...9
1. Blauwe spirulina latte...10
2. Oceaanblauwe Spirulina Bowl.....................................12
3. Blauwe Spirulina Pannenkoeken................................14
4. Bosbessen Spirulina Overnight Oats.........................16
5. Groene monsterpannenkoekjes.................................18
6. Rauwe Parfait Met Spirulina Melk..............................21
7. Groene Duivelseieren...23
8. Spirulina-poeder gezonde pap...................................25
9. Spirulina-ontbijttoast...27
10. Spirulina Pannenkoeken..29
11. Spirulina Dalgona-koffie...32
12. Spiraalvormige broodjes..34
13. Spirulina en chiazaadpudding...................................36
14. Spirulina en Saffraan Tortilla's...................................38
15. Spirulina- melk..41
SNACKS..43
16. Aqua Blue Spirulina Coconut Bliss Balls.................44
17. Blauwe spirulina premierepen..................................46
18. Spirulina Hazelnootballetjes _...................................48
19. Spirulina -popcorn...50
20. Amandelpulp Spirulina Repen..................................52

21. Spirulina Proteïne Hapjes..54
22. Spirulina zomerbroodjes..57
23. Spirulina- cupcakes..59
24. spirulina Glaze d donuts _..62
25. Spirulina Pinda Mochi...65
26. Bosbessen Spirulina Muffins...68
27. Spirulina mueslirepen..71
28. Spirulina Limoen Popcorn...73
29. Spirulina Amandel Crescent s...75
HOOFDGERECHT..78
30. Zeemeermin pasta...79
31. Maïsvistaco's met Spirulina Blauwe Rijst & Crema.....81
32. Blauwe Risotto met Witte Vis..84
33. Zeerand met Rijst en Spirulina.......................................87
34. Spirulina Groente Gebakken Rijst..................................89
35. Spirulinabollen _...91
SALADE..94
36. Spirulina Zeesalade...95
37. Spirulina Courgette Noedelsalade..................................98
38. Salade van boerenkool, appel en pecannoten met spirulinadressing..100
39. Spirulina-spinaziesalade...102
40. Spirulina Tofu Salade...104
SOEPEN EN STOOFPOT...106
41. Erwtensoep Met Spirulina..107
42. Kokos Super Groenen & Spirulina Soep.....................109
43. Spirulina Crème van Bloemkool Soep.........................112

44. Romanesco romige soep met boerenkool en spirulina 114
45. Pompoen-gemberroomsoep met spirulina-topping.....116
NAGERECHT..118
46. Blauwe chiapudding..119
47. Spirulina ijslolly's...121
48. Kokosnoot Blauwe Spirulina Frambozen Cheesecake 123
49. Spirulina-ijs..126
50. Gezonde Spirulina-koekjes...128
51. No-Bake Spirulina Cheesecake..130
52. Spirulina Meringue Mandjes..133
53. Spirulina-ijs..136
54. Spirulina Crêpe Taart..138
55. spirulina Kokosijsjes _..141
56. Bosbessen Spirulina Parfait...143
57. Spirulina Pandancake..145
58. Spirulina Marmeren Bundt..148
59. Banaan Spirulina Nice Cream...151
60. Spirulina en frambozenvrienden..153
61. Spirulina Truffels..156
62. Spirulina Thee Fudge...158
63. Spirulina Pompoen Crème..160
64. Avocado Spirulina Lekker Crème.......................................162
65. spirulina Bessen Bekers..164
66. spirulina Kokosballetjes..166
AUCES..168
67. Spirulina-hummus..169
68. Spirulina Guacamole Dip..171

69. Spirulina-pesto...173
70. Spirulina paté..175
71. Verse salsa en spirulina..177
72. Spirulina Saladedressing...179
SMOOTHIES EN COCKTAILS...181
73. Zeemeermin limonade..182
74. Blauwe smoothiekom...184
75. Gemberlimonade met blauwe spirulina....................186
76. Kokos Tequila Kefir Cocktail.....................................188
77. Acaibes Spirulina Kombucha....................................190
78. Spirulina Yoghurt Smoothie......................................192
79. Eiwit Spirulina Limeade...194
80. Fruit En Koriandersap..196
81. Kool En Jus D'orange..198
82. Papaya & Spirulina Smoothie...................................200
83. B lakbes Virgin paloma...202
84. Spirulina Kamille Kefir...204
85. Spirulina thee latte..206
86. Groene Kokos Bessen Smoothie..............................208
87. Papaya & Spirulina Smoothie...................................210
88. Spirulina- avocado-smoothie...................................212
89. Prei Spirulina S moothie...214
90. Cacao Spirulina Smoothie..216
91. Spirulina -shake..218
92. Spirulina & Gember Smoothies................................220
93. Spirulina Limonade...222
94. Munt Chocolade Chip Shake....................................224

1. Blauwe spirulina latte

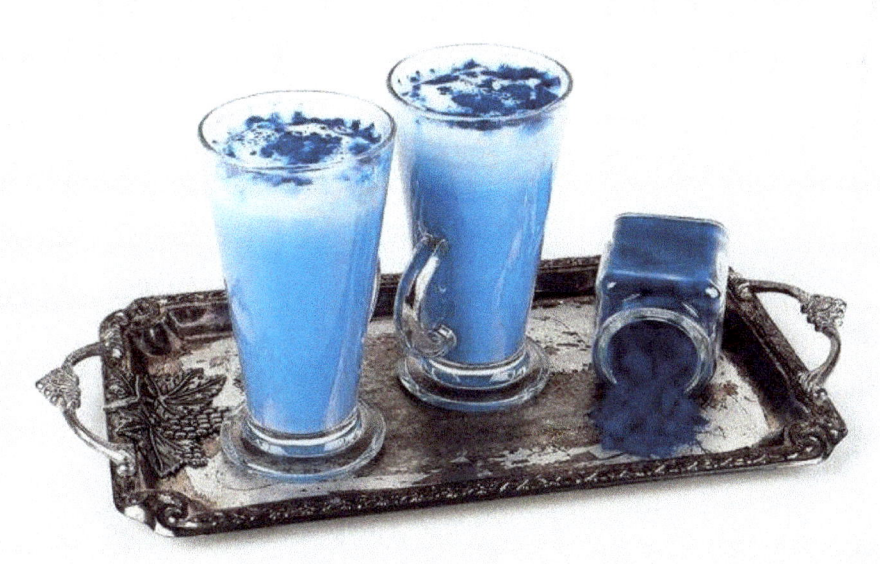

ONTBIJT

INVOERING

Dit kookboek is je ultieme gids om spirulina gemakkelijk in je dieet op te nemen. Spirulina is een blauwgroene alg die boordevol voedingsstoffen zit en tal van gezondheidsvoordelen heeft, waaronder het stimuleren van energie, het verbeteren van de spijsvertering en het verminderen van ontstekingen. In dit kookboek vind je een breed scala aan recepten met spirulina als hoofdingrediënt, van smoothies en salades tot hoofdgerechten en desserts. Of je nu een doorgewinterde spirulina-gebruiker bent of net begint, dit kookboek heeft voor elk wat wils.

Met meer dan 50 recepten leer je hoe je heerlijke en voedzame maaltijden maakt die je helpen je op je best te voelen. Elk recept bevat gedetailleerde instructies en voedingsinformatie, zodat u eenvoudig uw inname van dit superfood kunt volgen. Bovendien bevat het boek informatie over de voordelen van spirulina, hoe je het kunt kiezen en bewaren, en tips om het in je dagelijkse routine op te nemen.

Gezondheidsvoordelen van Spirulina:
- Verlaagt cholesterol/bloedlipiden
- Rijk aan b-vitaminen, bèta-caroteen en ijzer
- Kan de productie van antilichamen stimuleren
- Ontstekingsremmend
- Antioxidant
- Hulp bij gewichtsverlies

95. Vanille Spirulina Avocado Shake..................................226
96. Spirulina En Kokos Frappe...228
97. Spirulina & Aardbeienfrappé......................................230
98. Spirulina Yoghurt Smoothie.......................................232
99. Spirulina- fruitsmoothie..234
100. Blauwgroene spirulinamelk......................................236
CONCLUSIE..238

Maakt: 1

INGREDIËNTEN:
- ½ theelepel Blauwe Spirulina
- Snufje gemalen kardemom
- Snufje Ceylon kaneel
- Snufje gemalen gember
- Bourbon vanille
- Agavesiroop naar smaak
- Warme amandelmelk
- Vegan slagroom, om te serveren

INSTRUCTIES:
a) Doe het blauwe spirulinapoeder en de kruiden in een grote mok
b) Giet een kleine hoeveelheid van de warme amandelmelk over het blauwe spirulinapoeder en klop
c) Voeg de agavesiroop en de rest van de opgeschuimde amandelmelk toe en klop tot het poeder volledig is opgelost
d) Serveer met vegan slagroom!

2. Oceaanblauwe Spirulina Bowl

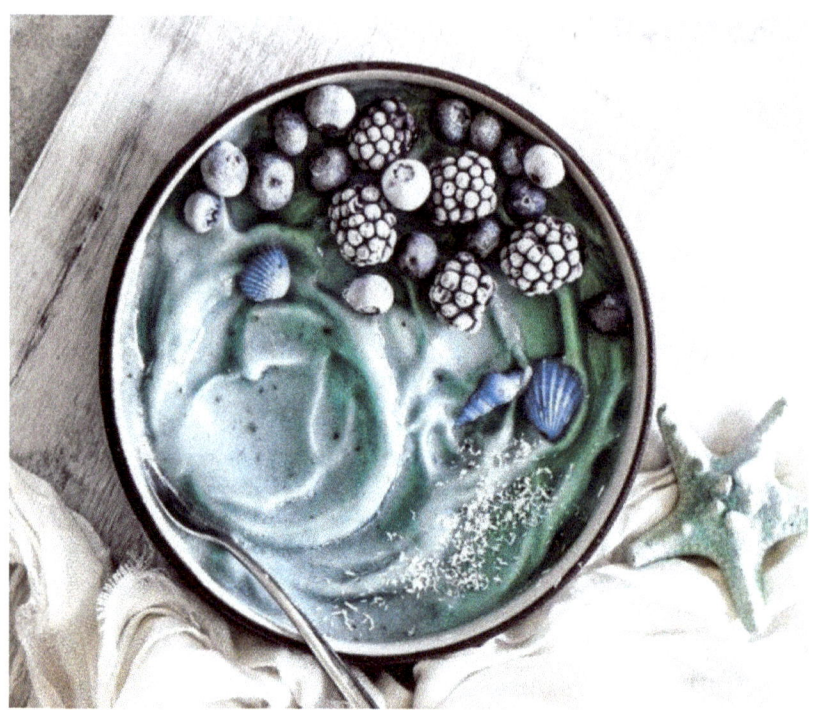

Maakt: 1

INGREDIËNTEN:
- 2 bevroren bananen
- een zeer kleine hoeveelheid The Organic LAB Blue Spirulina Powder
- een scheutje plantaardige melk
- Bessen, om te garneren

INSTRUCTIES:

a) Meng alle ingrediënten in een krachtige blender tot ze helemaal glad zijn.

b) Garneer de bovenkant met vers fruit en vorm oceaanschelpen van gesmolten witte chocolade met behulp van chocoladevormen.

3. Blauwe Spirulina Pannenkoeken

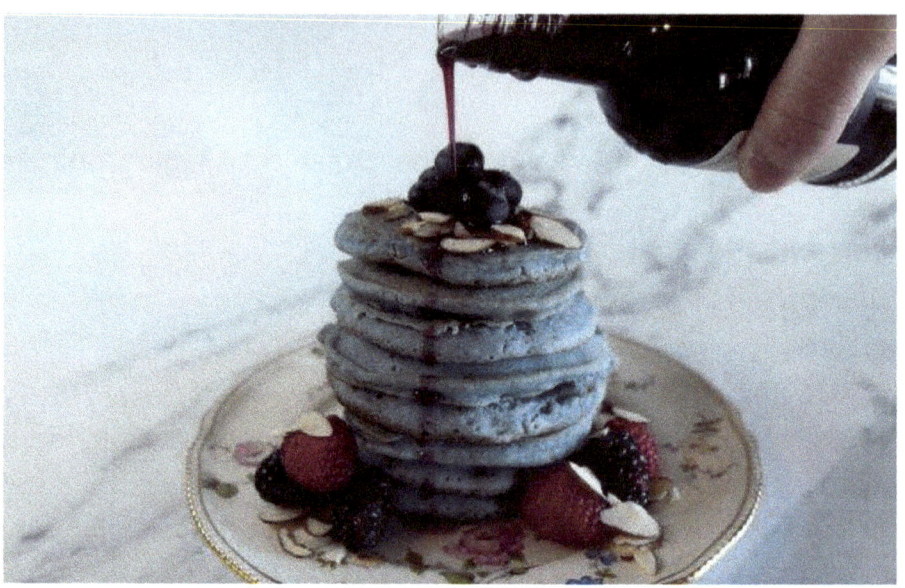

Maakt: 1

INGREDIËNTEN:
- 100g meel
- 150 ml water of amandelmelk
- 2 theelepels Blauwe Spirulina
- ½ theelepel biologische kaneel
- 1 theelepel bakpoeder
- Stevia met vanille
- Beetje biologische kokosolie voor in de pan

INSTRUCTIES:

a) Begin met het mengen van droge ingrediënten en voeg dan water/amandelmelk en zoetstof toe. Draai om zodra er kleine belletjes zichtbaar zijn.

b) Stapel je pannenkoeken op elkaar met plakjes biologische rijpe banaan ertussen.

c) Werk af met je toppings en geniet ervan!

4. Bosbessen Spirulina Overnight Oats

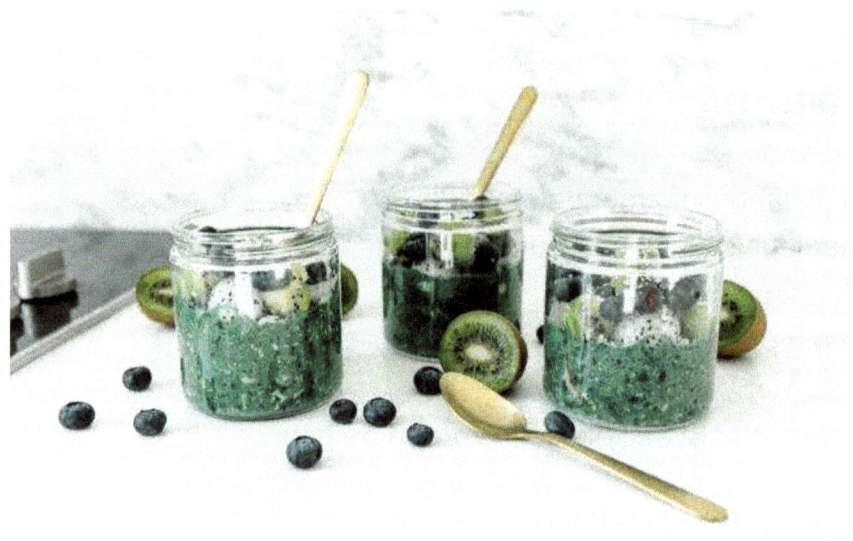

Maakt: 1

INGREDIËNTEN:
- ½ kopje haver
- 1 eetlepel geraspte kokos
- ⅛ theelepels kaneel
- ½ theelepel spirulina
- ½ kopje plantaardige melk
- 1 ½ Eetlepels plantaardige yoghurt
- ¼ kopje bevroren bosbessen
- 1 theelepel hennepzaad optioneel
- 1 kiwi, in plakjes

INSTRUCTIES:
a) Voeg in een pot of kom de havermout, geraspte kokosnoot, kaneel en spirulina toe.
b) Voeg de plantaardige melk en kokos- of natuuryoghurt toe.
c) Voeg de bevroren bosbessen en kiwi toe. Zet een nacht in de koelkast, of in ieder geval een uur of langer.

5. Groene monsterpannenkoekjes

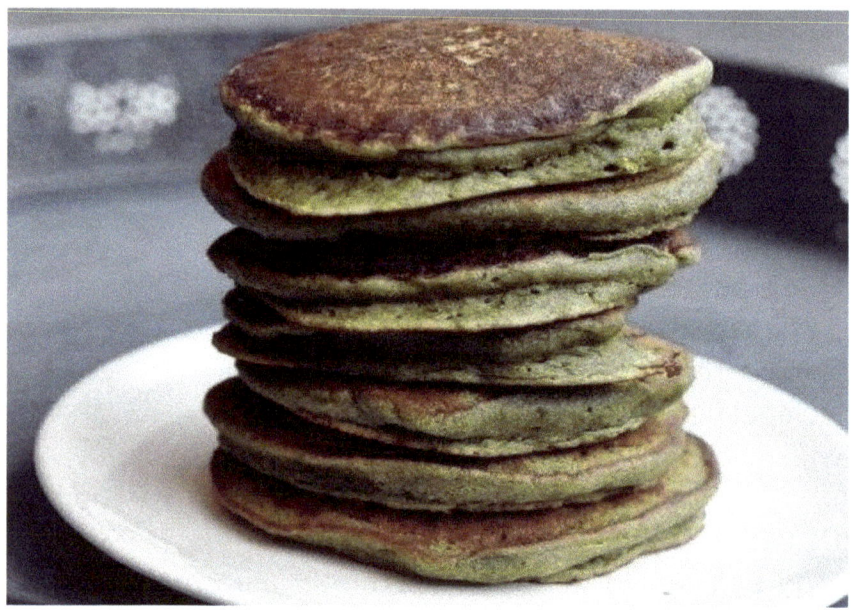

Maakt: 4 Porties

INGREDIËNTEN:
- 1½ kopje speltbloem
- 2 eetlepels henneppoeder
- 1 eetlepel spirulinapoeder
- 1½ theelepel bakpoeder
- 1 theelepel zuiveringszout
- ½ theelepel zout
- 2 eetlepels kokosolie, gesmolten
- 1½ eetlepel honing
- 1 eetlepel vanille-extract
- 2 grote eieren, losgeklopt
- ¼ kopje ingeblikte volle kokosmelk
- 1¼ kopje gewone kefir

INSTRUCTIES:

a) Voeg het speltmeel, henneppoeder, spirulinapoeder, bakpoeder, bakpoeder en zout toe aan een kom en klop om te combineren.

b) Klop in een andere kom de kokosolie, honing, vanille, eieren, kokosmelk en kefir door elkaar tot ze goed gemengd zijn. De gesmolten kokosolie kan hard worden in combinatie met koudere ingrediënten, dus je kunt de kefir een beetje opwarmen om dit te voorkomen als je dat wilt.

c) Voeg de natte ingrediënten toe aan de droge ingrediënten en klop tot alles goed gemengd is.

d) Laat het beslag 2 tot 3 minuten rusten. Hierdoor komen alle ingrediënten bij elkaar en krijgt het beslag een betere consistentie.

e) Spuit een koekenpan of bakplaat met antiaanbaklaag royaal in met plantaardige olie en verwarm op middelhoog vuur.

f) Zodra de koekenpan heet is, voeg je het beslag toe met een maatbeker van ¼ kopje en giet je het beslag in de pan om de pannenkoek te maken. Gebruik de maatbeker om de pannenkoek vorm te geven.

g) Bak totdat de zijkanten gestold lijken en er luchtbelletjes in het midden ontstaan, draai dan de pannenkoek om.

h) Als de pannenkoek aan die kant gaar is, haal je de pannenkoek van het vuur en leg je hem op een bord.

i) Ga door met deze stappen met de rest van het beslag.

6. Rauwe Parfait Met Spirulina Melk

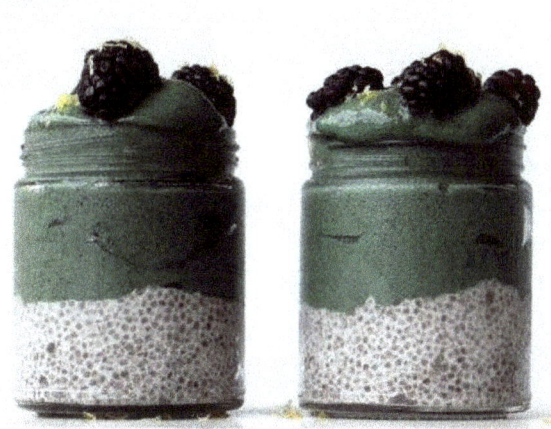

Maakt: 1

INGREDIËNTEN:
DROOG
- ½ kopje haver
- 1 eetlepel appel, gedroogd
- 1 eetlepel amandelen, geactiveerd
- 1 eetlepel zoete cacaobonen
- 1 eetlepel abrikozen, gedroogd, fijngehakt
- ½ theelepel vanillepoeder
- 1 eetlepel macapoeder

VLOEISTOF
- 1 kopje cashewmelk
- 1 eetlepel spirulinapoeder
- 2 eetlepels pompoenpitten, gemalen

INSTRUCTIES:
a) Voeg in een glazen pot de haver, appels, amandelen en abrikozen toe en bedek ze met cacaobonen.

b) Doe vervolgens de cashewmelk, spirulina en pompoenpitten in een blender en pulseer een minuut lang op de hoogste stand.

c) Giet de afgewerkte melk over de droge ingrediënten en geniet ervan.

7. Groene Duivelseieren

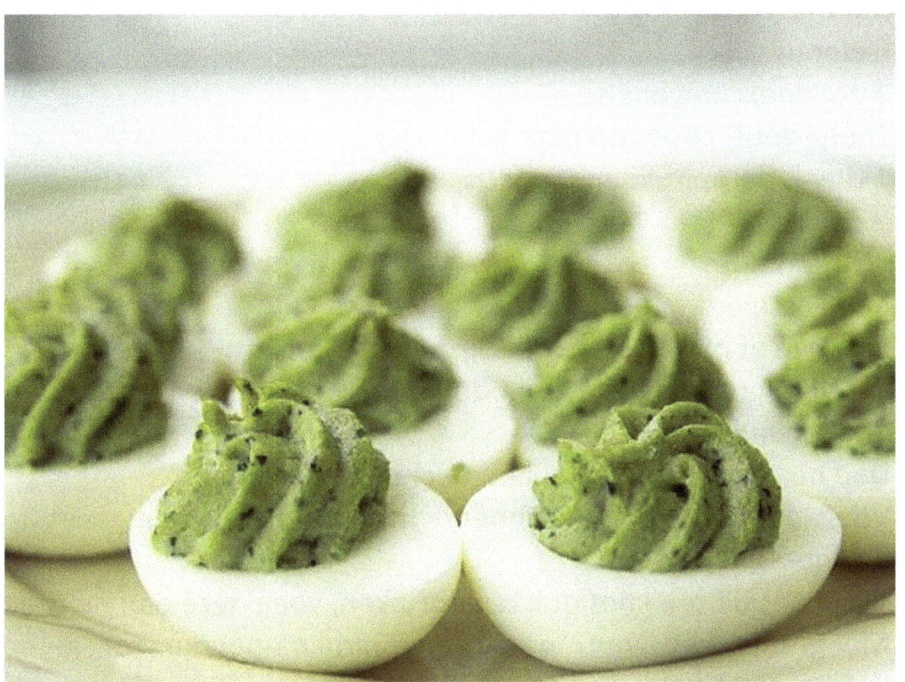

Maakt: 3

INGREDIËNTEN:
- 6 eieren
- 2 eetlepels mayonaise
- Snufje zout, peper en paprikapoeder
- 1 theelepel spirulinapoeder

INSTRUCTIES:
a) Kook de eieren.
b) Spoel ze af met koud water om ze af te koelen
c) Pel de eieren en snijd ze in de lengte doormidden, zorg ervoor dat het eiwit intact blijft
d) Doe het eigeel in een keukenmachine.
e) Voeg de mayo toe, beginnend met 2 lepels, voeg meer toe indien nodig.
f) Als je besluit om knoflook te gebruiken, voeg deze dan nu toe.
g) Meng met het zout, peper en Spirulina-poeder tot je een uniforme pasta hebt.
h) Schep de dooier terug in het midden van de eiwitten.
i) Bestrooi licht met paprikapoeder voor extra kleur.

8. Spirulina-poeder gezonde pap

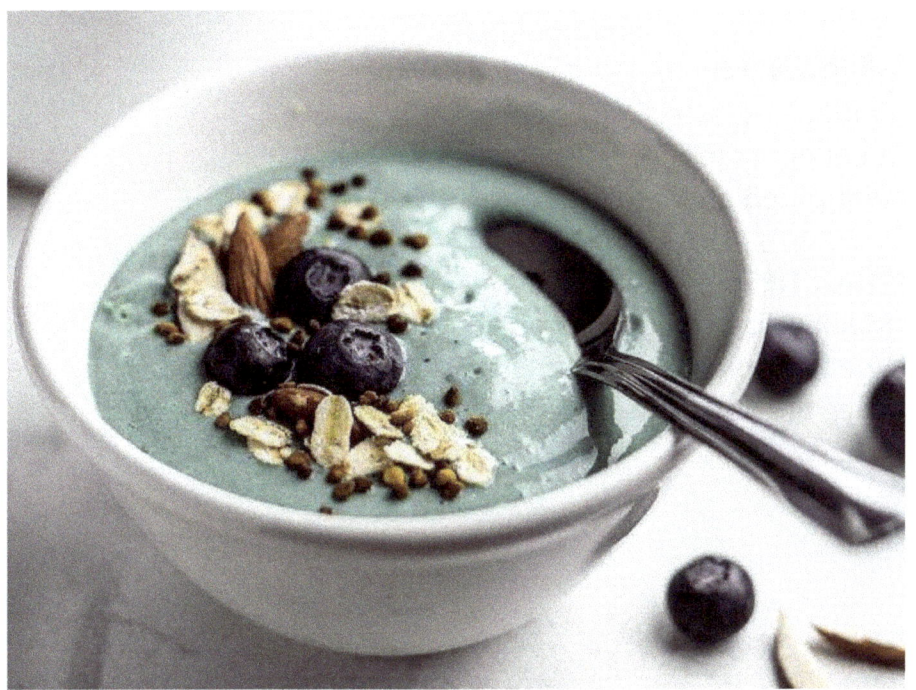

Maakt: 1 portie

INGREDIËNTEN:
- ½ theelepel spirulinapoeder
- 1 eetlepel Melk
- Wat zaden om af te werken

INSTRUCTIES:
a) Maak de pap met water en voeg de melk toe en roer.
b) Voeg vervolgens de Spirulina toe,
c) Voeg toe aan een serveerschaal en voeg wat zaden toe.

9. Spirulina-ontbijttoast

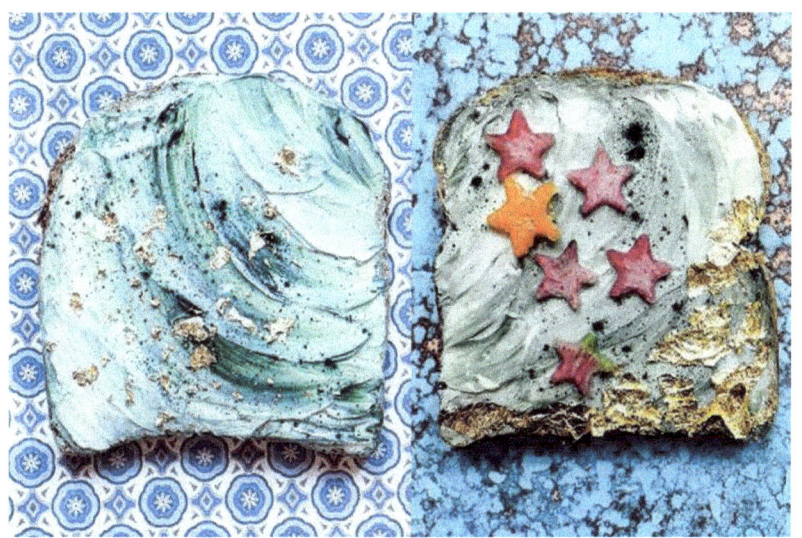

Maakt: 1 portie

INGREDIËNTEN:
- 2 eetlepels griekse yoghurt
- Citroensap naar smaak
- 1 theelepel spirulinapoeder
- Twee stuks volkorenbrood

INSTRUCTIES:
a) Meng Griekse yoghurt, citroensap en spirulinapoeder.
b) Smeer op twee sneetjes toast
c) Voeg toppings naar keuze toe. We raden hardgekookte eieren, tonijn en avocado aan voor een extra vullende maaltijd.

10. Spirulina Pannenkoeken

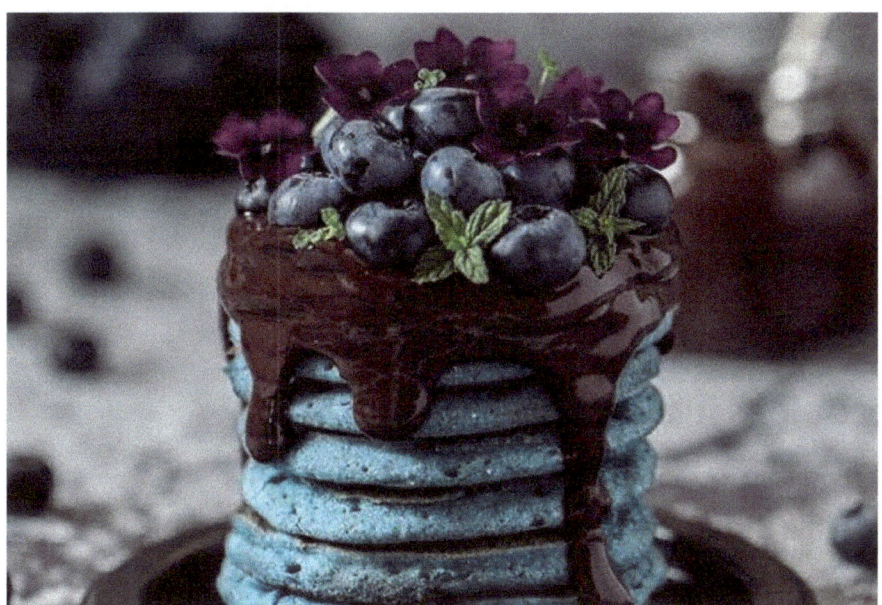

Voor: 15 pannenkoeken

INGREDIËNTEN:
PANNEKOEKEN
- 80 g fijn boekweitmeel
- 80 g witte rijstmeel
- 2 theelepels bakpoeder
- 2 theelepels Spirulina-poeder
- 7 eetlepels agavesiroop
- 160 ml amandelmelk

CHOCOLADE SAUS
- 60 g kokoscrème
- 50 g donkere chocolade
- 1 eetlepel kokosolie
- 1-2 eetlepels agavesiroop

TOPPING
- Munt
- Bosbessen

INSTRUCTIES:
PANNEKOEKEN
a) Doe boekweitmeel, witte rijstmeel, spirulinapoeder en bakpoeder in een middelgrote kom.
b) Voeg 160 ml rijstmelk en agavesiroop toe en meng kort met een handmixer tot alles goed gemengd is. Pas de zoetheid aan.
c) Als het beslag te dik is, voeg dan 1 extra eetlepel rijstmelk toe.
d) Bestrijk de pan met kokosolie en verwarm hem voor op middelhoog vuur.
e) Giet het beslag in een kleine cirkel. Als de pannenkoeken een beetje beginnen te borrelen en de onderkant lichtbruin is, draai je ze om en bak je de andere kant nog even mee.

CHOCOLADE SAUS

f) Smelt chocolade met 1 eetlepel kokosolie op laag vuur in een middelgrote pan. Roer tot een gladde massa. Laat het een beetje afkoelen.

g) Voeg kokosroom, gesmolten chocolade en agave toe aan de blender en mix kort tot een gladde massa.

h) Serveer pannenkoeken met chocoladesaus en top met bosbessen en muntblaadjes.

11. Spirulina Dalgona-koffie

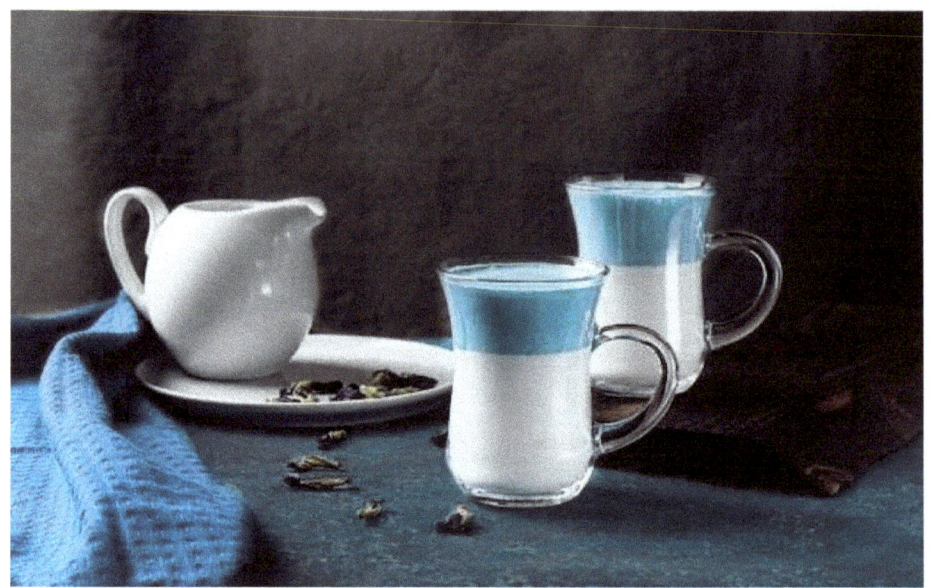

Maakt: 2

INGREDIËNTEN:
- 2 eetlepels suiker
- 2 eetlepels kokend water
- Vloeistof uit een blikje kikkererwten/aquafaba
- 1 theelepel Spirulina-poeder
- 2 kopjes havermelk

INSTRUCTIES:
a) Zeef het blik kikkererwten in een kom om het vocht uit het blik te gebruiken.
b) Gebruik een elektrische handmixer om ze luchtig te kloppen.
c) Kook ondertussen water en giet twee eetlepels in een kom met suiker en spirulinapoeder om op te lossen. Zodra de aquafaba schuimig is, voeg je de blauwe kom met zoete lekkernij toe.
d) Klop tot schuimig! Wees geduldig.
e) Vul twee mini potjes met havermelk en ijs en schep het schuimige blauw erop.

12. Spiraalvormige broodjes

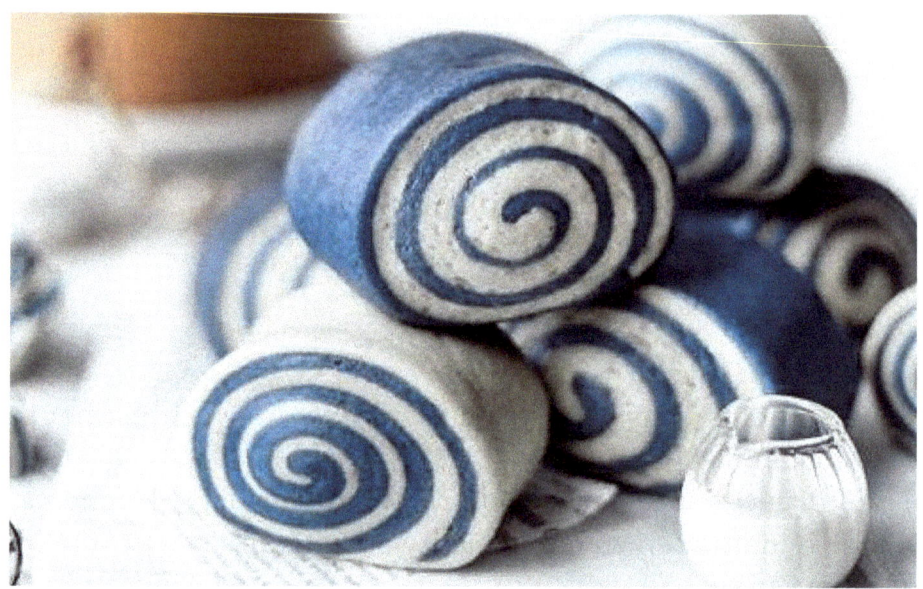

INGREDIËNTEN:
- 1 ½ kopje bloem voor alle doeleinden
- ½ theelepel instantgist
- 1 eetlepel suiker
- ½ kopje plantaardige melk
- ½ eetlepel plantaardige olie

SMAAK & KLEUR:
- 1 theelepel Spirulina poeder, opgelost in 1 theelepel plantaardige melk

INSTRUCTIES:
a) Combineer alle droge ingrediënten in een grote mengkom, voeg geleidelijk olie en melk toe en meng tot een deeg. Dek de kom af en laat het deeg 15 minuten rusten.
b) Verdeel het deeg in 2. Kneed het gewone deeg tot het glad, elastisch en glanzend is. Dek af met een keukenhanddoek om uitdrogen te voorkomen.
c) Voeg het opgeloste Spirulina-poedermengsel toe aan de tweede portie deeg, kneed tot het goed is opgenomen, het deeg wordt glad, elastisch en glanzend.
d) Rol het gewone deeg uit op bakpapier, rol het uit tot een dunne platte rechthoek. Opzij zetten.
e) Rol het Spirulina-deeg uit op bakpapier, rol uit tot een dunne platte rechthoek.
f) Stapel het blauwe deeg voorzichtig op de vlakte. Gebruik een deegroller om de twee lagen te verzegelen. Rol het deeg voorzichtig uit tot een blok. Snijd het blok in ongeveer 6 gelijke stukken en leg ze op perkamentpapiervierkanten. Dek af en zet op een warme plaats om 20 minuten te rijzen.
g) Stoom broodjes gedurende 15 minuten op laag vuur. Serveer warm. Genieten!

13. Spirulina en chiazaadpudding

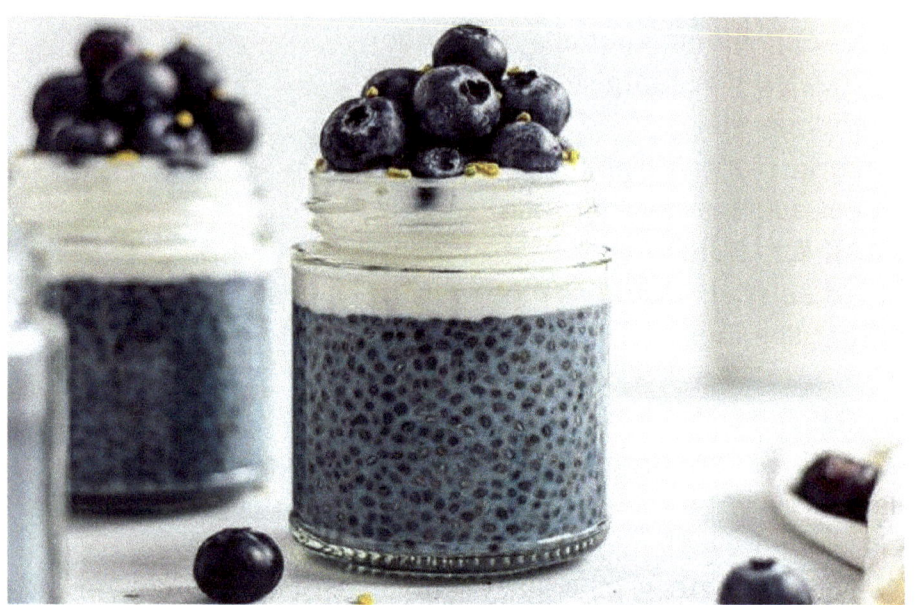

INGREDIËNTEN
- 2 eetlepels spirulinapoeder
- 1-½ kopjes amandelmelk, op 200°F
- 1 eetlepel honing of agave
- 4 eetlepels chiazaad

SERVEREN:
- 1 kop Griekse yoghurt
- Handvol bessen

INSTRUCTIES:
a) Voeg de hete amandelmelk toe aan de spirulina en laat 3-5 minuten trekken.
b) Voeg in een bakje met deksel de zoetstof en chiazaden toe.
c) Roer om te combineren en zet een nacht in de koelkast.

SERVEREN:
d) In een kopje of kleine kom, laag in Griekse yoghurt en de twee verschillende chiapuddingen om parfait-lagen te creëren.
e) Garneer met bessen en meer honing naar wens. Serveer koud.

14. Spirulina en Saffraan Tortilla's

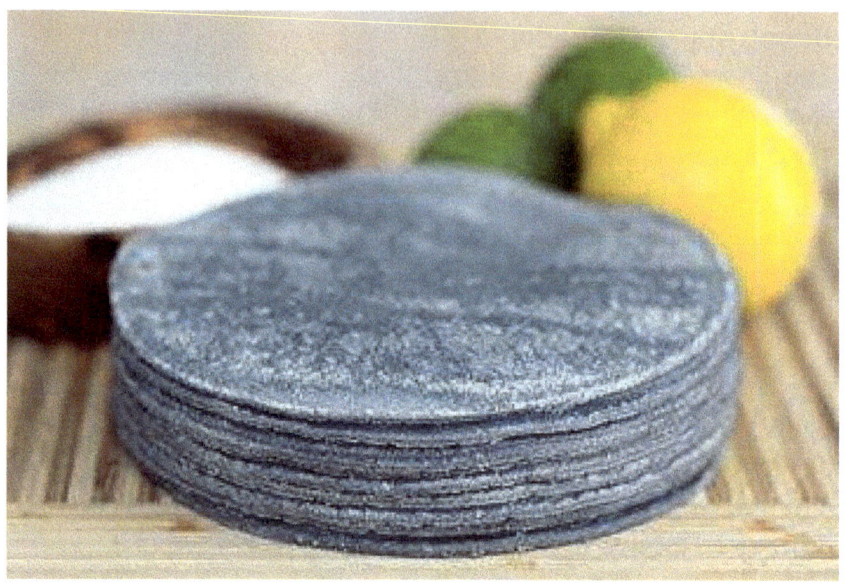

INGREDIËNTEN
- 2 kopjes ongebleekt bloem voor alle doeleinden
- ½ theelepel zout
- ¼ kopje plantaardige olie
- ⅔ kopje kokend water
- 1 eetlepel spirulina
- 2 snufjes saffraan

INSTRUCTIES:
a) Steile Spirulina in ⅔ kopje kokend water of saffraan in ⅔ kopje kokend water.
b) Als het water afkoelt om op te warmen, maak dan de tortilla's.
c) Combineer bloem en zout samen. Voeg olie toe en meng tot het mengsel op kleine erwten lijkt.
d) Voeg het geweekte warme water toe en meng goed, schraap langs de zijkanten van de kom. Het moet zich tot een bal vormen.
e) Bestuif een snijplank licht met bloem en kneed de bal ongeveer een minuut. Bedek vervolgens de deegbal en laat minimaal 30 minuten rusten, maar niet meer dan een paar uur.
f) Verhit een pannenkoekenbakplaat of een paar teflonpannen. Je wilt dat het medium heet is. Vorm van het deeg kleine balletjes.
g) Uw merken zullen uiteraard variëren, afhankelijk van de maat die u rolt.
h) Maak een deegbal plat met je handen en leg hem op een snijplank.
i) Rol uit tot de gewenste dikte van je tortilla.
j) Leg de uitgerolde tortilla op het hete pan/grilloppervlak en kijk hoe het kookt.
k) Til de tortilla met een spatel op om te zien of hij gaar is. Het moet aan de onderkant bruin zijn - als dat zo is, dan is het klaar om om te draaien en de andere kant te bakken.
l) Bak die kant bruin, verwijder en leg op een bord om af te koelen.

m) Herhaal dit met de rest van je deeg en blijf ze op elkaar stapelen als ze volledig gaar zijn.

15. Spirulina- melk

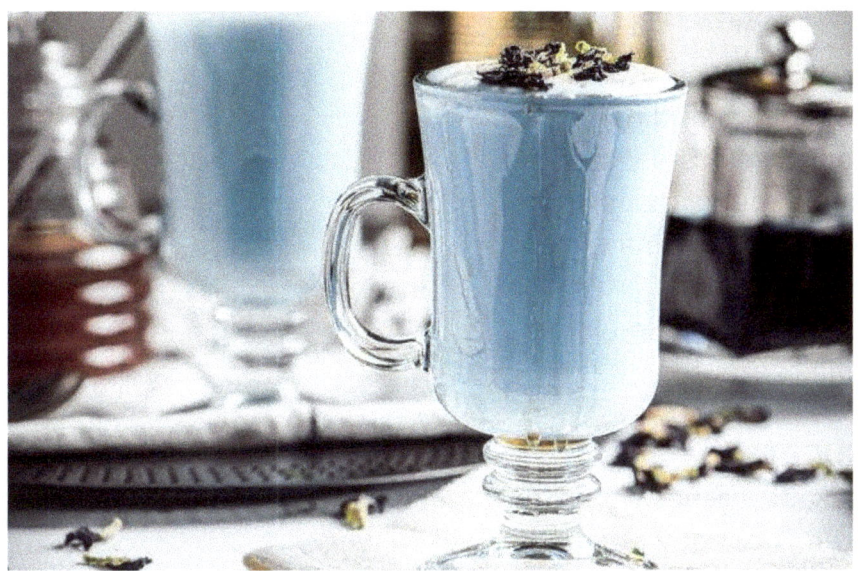

Maakt: 4 porties

INGREDIËNTEN:
- 2 eetlepels Spirulina-poeder
- 2 kopjes gefilterd water
- ½ kopje rauwe cashewnoten
- ½ kopje rauwe amandelen
- 3 ontpitte dadels
- ½ theelepel vanille-extract
- snufje zeezout

INSTRUCTIES:
a) Week de cashewnoten en amandelen minimaal 2 uur in het water en gooi het water na het weken weg.
b) Mix alle ingrediënten in een blender tot een gladde massa. Chill alvorens te genieten.

SNACKS

16. Aqua Blue Spirulina Coconut Bliss Balls

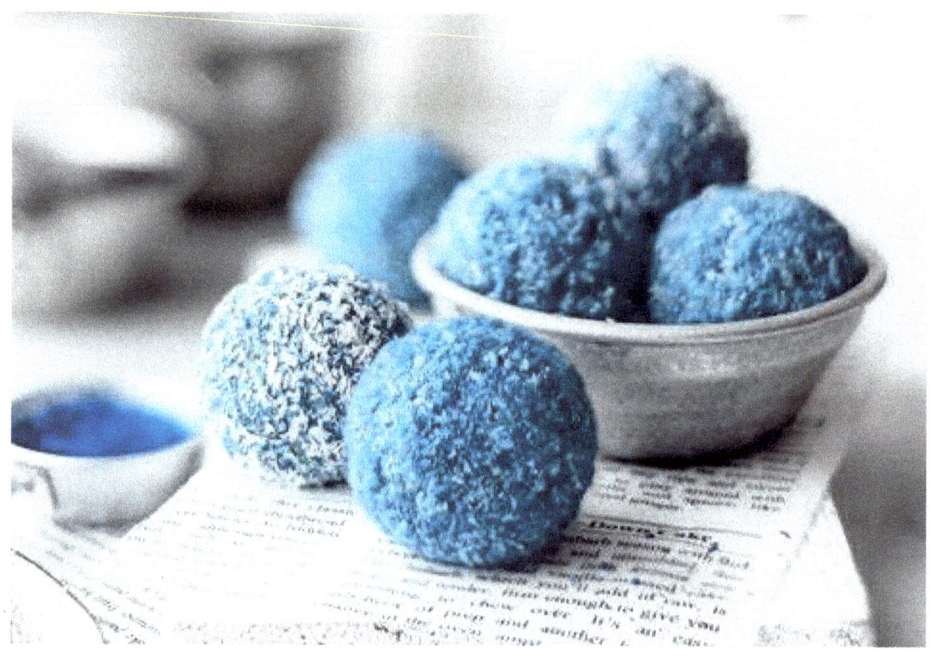

Maakt: 4 porties

INGREDIËNTEN:
- ¾ kopje gedroogde kokosnoot
- ⅓ kopje kokosmeel
- ⅓ kopje ontpitte dadels, geweekt
- 2 theelepels Blue Spirulina-poeder
- 3 eetlepels kokosboter
- 3 eetlepels ahornsiroop
- 1-2 eetlepels kokosolie
- Snufje zout

INSTRUCTIES:
a) Doe alle ingrediënten in een keukenmachine en pulseer.
b) Vorm balletjes van het mengsel en leg ze op een met bakpapier beklede plaat of bakplaat.
c) Rol de balletjes desgewenst door meer kokos.
d) Vries de repen minimaal 1-2 uur in tot ze hard zijn geworden.

17. Blauwe spirulina premierepen

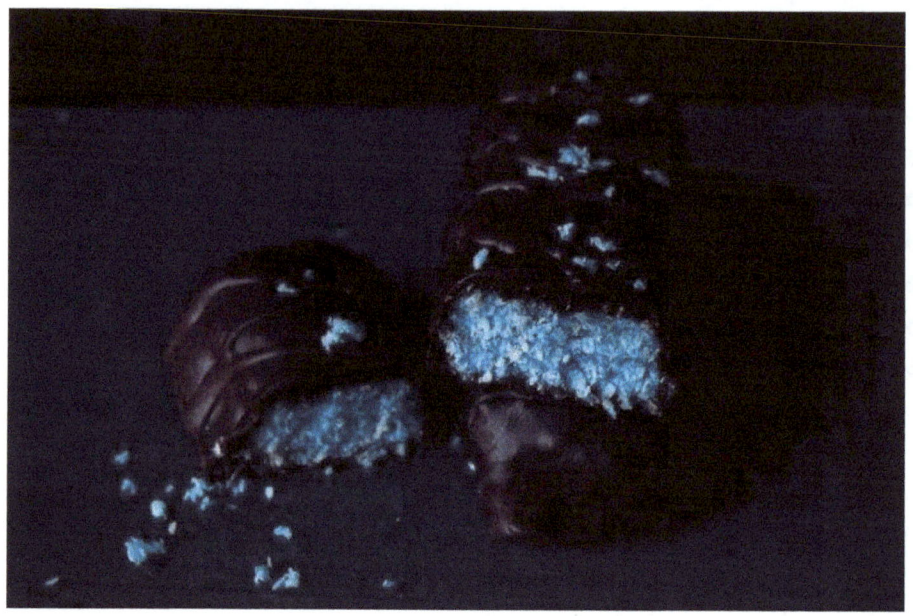

Maakt: 4 porties

INGREDIËNTEN:
- 1 kop geraspte kokosnoot
- 3 eetlepels rijstsiroop
- 2 eetlepels kokosmelk
- 1 eetlepel kokosolie
- 1 theelepel spirulina
- 1 eetlepel kokosolie
- 2,5 oz donkere chocolade

INSTRUCTIES:

a) Bekleed een cakevorm met bakpapier of gebruik een siliconenvorm

b) Meng in een kom de ongezoete kokosrasp, de kokosmelk, de rijstsiroop, de gesmolten kokosolie en de spirulina goed door elkaar met een lepel of gebruik je handen zoals ik deed

c) Druk het hele mengsel gelijkmatig in je beklede broodvorm en snijd ze later

d) Zet ongeveer 1 uur in de vriezer

e) Smelt vervolgens de pure chocolade met de kokosolie

f) Gebruik een vork eronder en dip elke reep in de chocolade

g) Plaats vervolgens uw met chocolade bedekte repen terug op de snijplank en breng ze terug naar de vriezer voor nog eens 30 minuten.

18. Spirulina Hazelnootballetjes

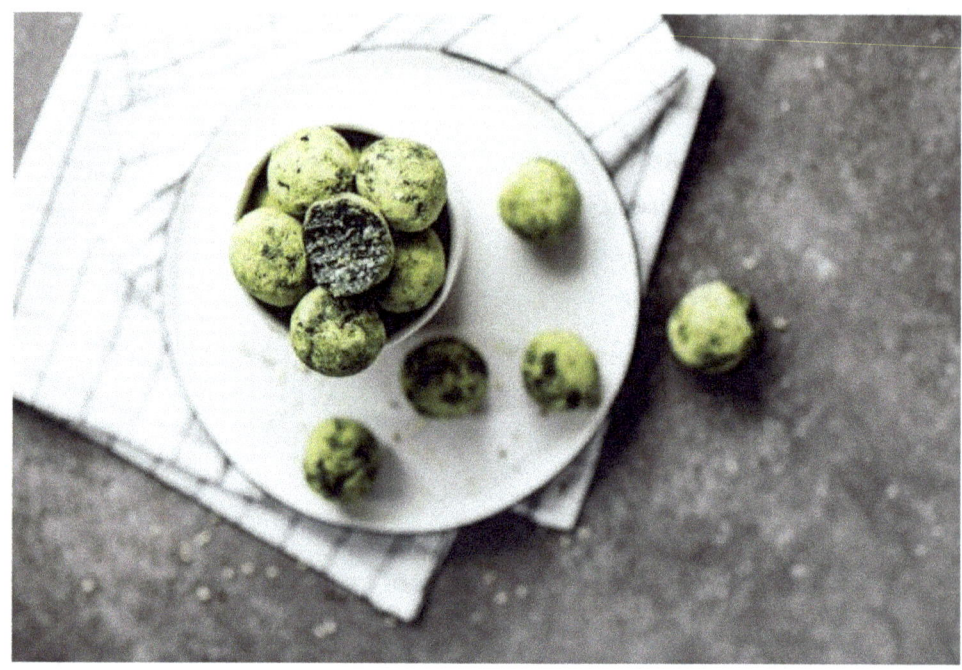

Voor: 10-15 bollen

INGREDIËNTEN:
- geraspte citroenschil van 2 citroenen
- 3 kopjes hazelnoten
- 1 eetlepel spirulinapoeder
- 1½ kopje rozijnen, geweekt
- 2 eetlepels kokosolie

INSTRUCTIES:
a) Maal de hazelnoten in een keukenmachine tot ze fijn gemalen zijn.
b) Voeg de rozijnen toe en verwerk ze nogmaals.
c) Voeg de kokosolie, citroenschil en spirulinapoeder toe.
d) Rol er hapklare balletjes van.

19. Spirulina -popcorn

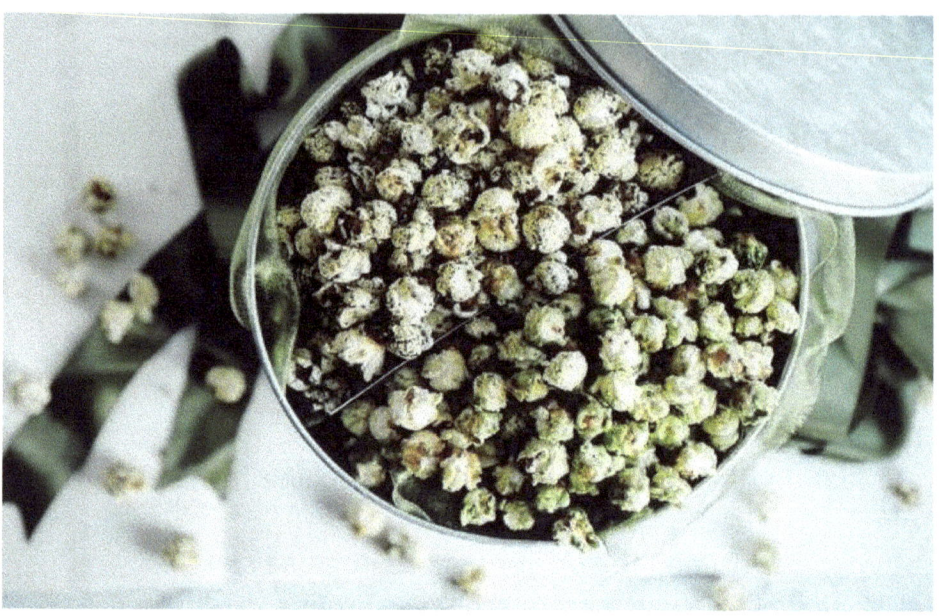

Maakt: 4 porties

INGREDIËNTEN:
- Geraspte Parmezaanse kaas
- Knoflook poeder
- ½ eetlepel dulse vlokken
- Cayennepeper, Spaanse peper of paprika
- 1 eetlepel spirulina

INSTRUCTIES:
a) Maak popcorn zoals gewoonlijk.
b) Meng een of alle van de bovenstaande ingrediënten.
c) Voeg, terwijl de popcorn nog warm is, het kruidenmengsel toe en schud krachtig zodat de popcorn gelijkmatig bedekt is.

20. Amandelpulp Spirulina Repen

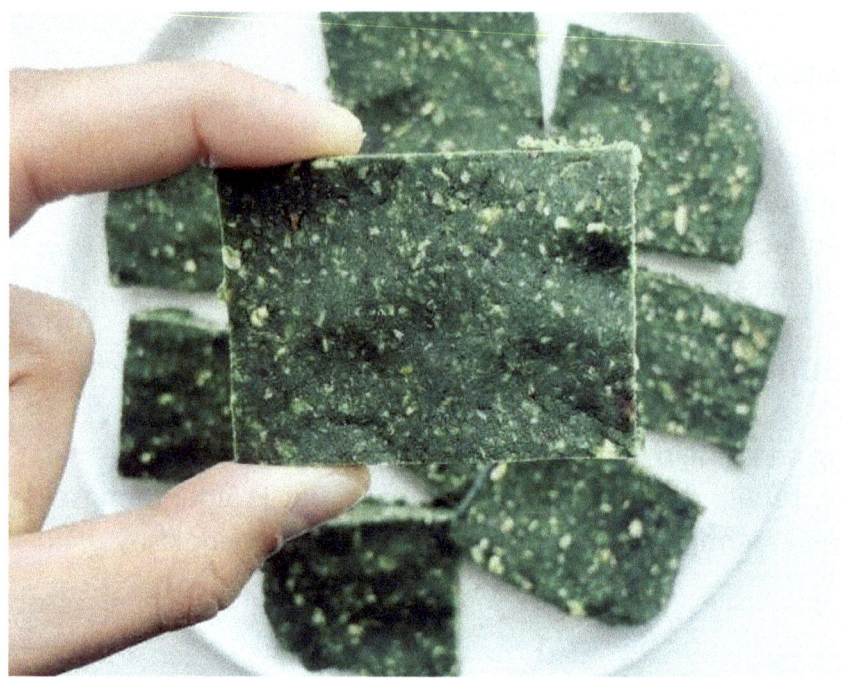

Maakt: 8 repen

INGREDIËNTEN:
- 1 kopje amandelpulp of amandelmeel
- 1 kopje gerolde haver
- 6 Dadels verwijderen pitjes
- 1 theelepel spirulina
- 2 ½ eetlepel Kokosolie

INSTRUCTIES:
a) Doe de havermout en kokosolie in een magnetronbestendig bakje.
b) Magnetron gedurende 1-2 minuten of tot de kokosolie smelt. Het is belangrijk om de havermout toe te voegen, zodat ze een beetje warm worden en een beetje krokant worden. Zet opzij om af te koelen.
c) Eenmaal afgekoeld, verwijder de pitten van de verse dadels en doe alle ingrediënten in een keukenmachine. Ik raad aan om de dadels van tevoren te weken om ze gemakkelijker te mengen. Mix tot het mengsel volledig gemengd is en aan elkaar begint te kleven. Tijdens het mixen moet je het mengsel meerdere keren van de zijkanten van de keukenmachine scheppen.
d) Bekleed een kleine vierkante schaal met bakpapier. Leg het mengsel op het bakpapier en druk het plat tot het gelijkmatig over de schaal is verdeeld. Het mengsel moet dik zijn en aan elkaar plakken.
e) Zet de schaal ongeveer 30 minuten in de koelkast om af te koelen. Haal uit de koelkast en snijd in vierkante repen. Genieten!

21. Spirulina Proteïne Hapjes

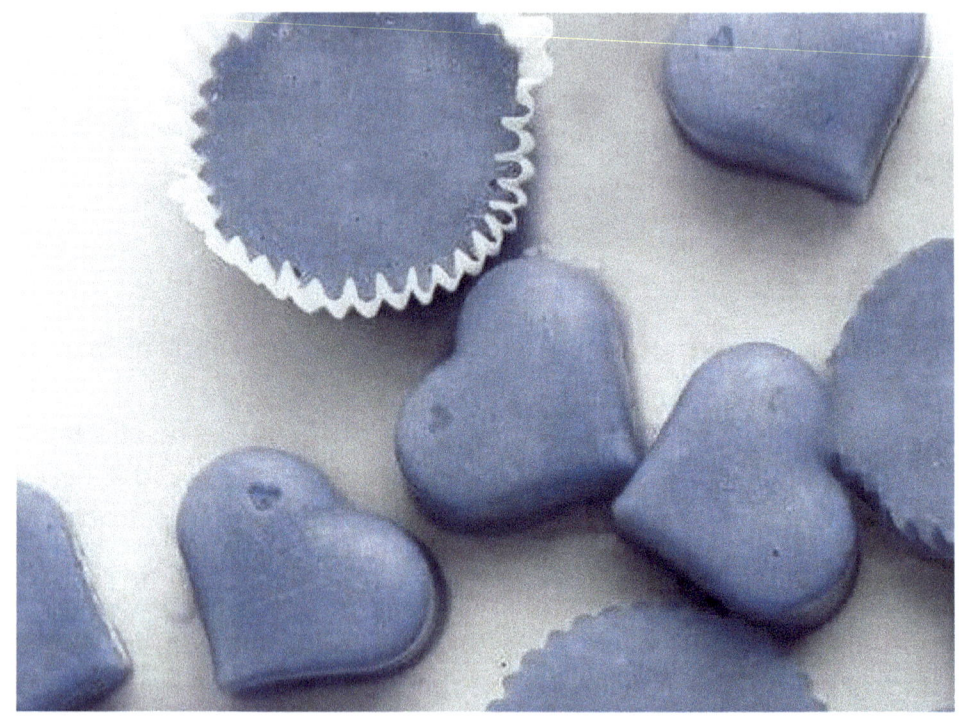

Maakt: 6

INGREDIËNTEN:
GEBROUWDE THEE
- 1 kopje kokend water
- 1 eetlepel spirulina
- 1 theelepel citroensap

EIWIT BEETJES
- Half 15-ounce blik witte bonen
- 3 middelgrote bananen
- 3 eetlepels baobabpoeder
- ¼-½ kopje plantaardige melk
- ½ kopje gebrouwen Spirulina-thee

INSTRUCTIES:
a) Hak en vries de bananen de avond ervoor in.
b) Haal bevroren bananen minimaal 20 minuten van tevoren uit de vriezer.
c) Bekleed een mini-cupcakevorm met papieren vormpjes.
d) Leg je hartvormen op het aanrecht als je die gebruikt.

BEETJES MAKEN
e) Zet de Spirulina-thee door deze gedurende 3 minuten toe te voegen aan 1 kopje net gekookt heet water.
f) Voeg aan een hogesnelheidsblender ½ kopje gekoelde thee, de baobab en de ontdooide bananen toe.
g) Open het blik bonen, laat ze uitlekken en spoel ze af. Voeg ze toe aan de blender.
h) Voeg ten slotte ¼ kopje melk toe en begin met mengen. Voeg alleen voldoende melk toe om er zeker van te zijn dat de textuur romig maar gietbaar is.
i) Voeg wat meer plantaardige melk toe als het mengsel niet gietbaar genoeg is om het in kleine vormen te krijgen - het hangt allemaal af van hoe groot je bananen waren en hoe dik je gekozen plantaardige melk is.

j) Proef op dit punt en zorg ervoor dat het mengsel zoet genoeg voor je is. Zo niet, dan kun je een eetlepel of twee ahornsiroop of misschien wat rijpe groene druiven toevoegen. De kleur zal veranderen, maar de smaak zal zoeter zijn.

k) Giet het mengsel in de mini-cupcakepan of de siliconen hartvormpjes of een ander bakje waarin je ze wilt invriezen.

l) Vries ze minstens vier uur in of tot ze hard genoeg zijn om ze uit de vormen te halen; bewaar ze ingevroren in een vriezer-vriendelijke, luchtdichte verpakking. We hebben ze minstens een maand ingevroren en ze smaken nog steeds heerlijk.

22. Spirulina zomerbroodjes

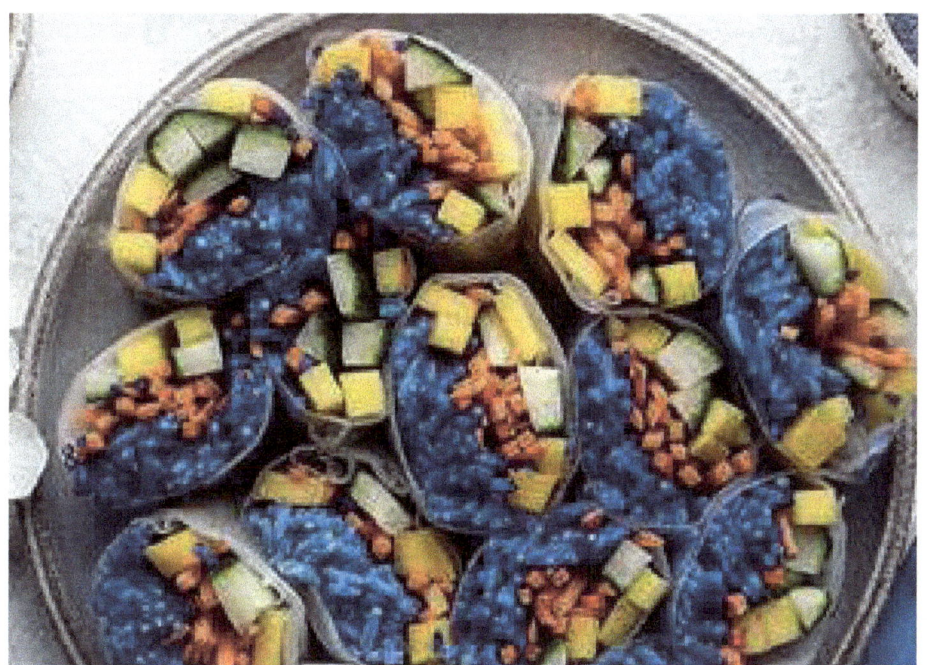

INGREDIËNTEN:
- 8oz rijstnoedels:
- 1 eetlepel Blue Spirulina-poeder
- 2 wortels, in dunne plakjes gesneden
- 2 mini-komkommers, in dunne plakjes gesneden
- Paarse kool, dun gesneden
- Frisse munt
- Rijstpapier wikkels

PINDASAUS:
- ¼ kopje pindakaas
- 2 eetlepels tamari of sojasaus
- 2 eetlepels water
- 1 eetlepel rijstazijn
- 1 theelepel kokossuiker
- ½ theelepel gemalen gember
- ½ theelepel rode pepervlokken

INSTRUCTIES:
a) Breng 8 kopjes water aan de kook in een grote pan. Klop Blue Spirulina-poeder erdoor en voeg dan rijstnoedels toe.
b) Zet het vuur uit en laat de noedels 8-10 minuten trekken, tot ze al dente zijn. Giet af en spoel af met koud water.
c) Klop alle ingrediënten voor pindasaus tot een gladde massa.
d) Bereid alle ingrediënten voor zomerbroodjes. Bevochtig een rijstpapierwikkel een paar seconden in water en leg het dan op een plat oppervlak.
e) Schik rijstnoedels en gesneden groenten in het midden onderaan de wrap, laat ruimte rechts, links en onderaan.
f) Vouw de rechter- en linkerkant over de vulling, stop en rol van onder naar boven om de vulling te omsluiten.
g) Herhaal met de resterende rijstpapierwikkels en vulling.
h) Snijd doormidden en geniet met pindasaus!

23. Spirulina- cupcakes

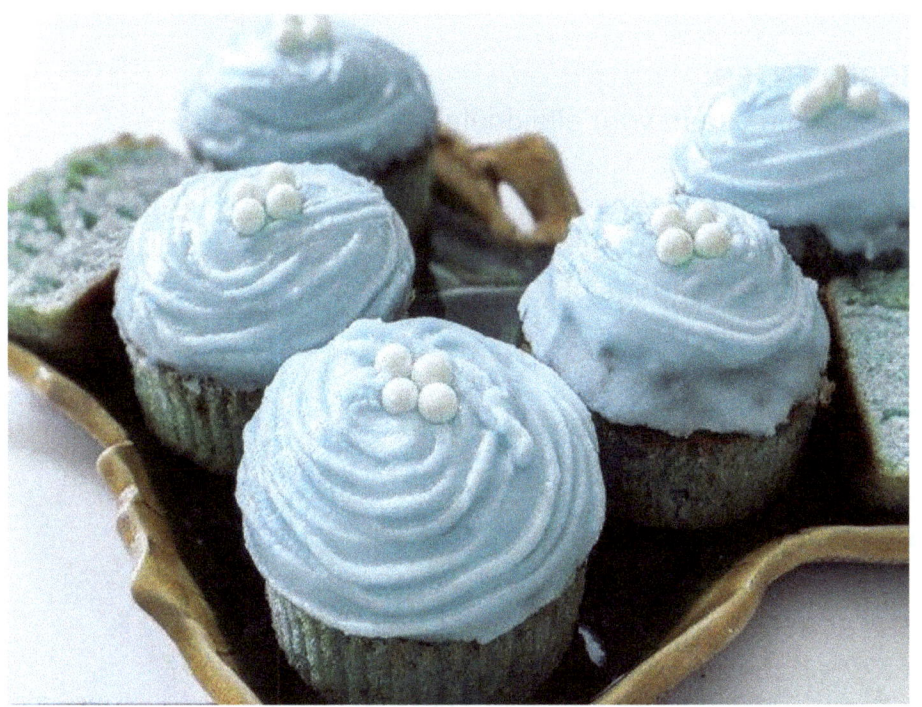

Maakt: 12 porties

INGREDIËNTEN:
- 1 ¾ kopje bloem voor alle doeleinden
- ¾ theelepel zout
- ½ theelepel zuiveringszout
- 1 ½ theelepel bakpoeder
- ½ kopje plantaardige olie
- 1 kopje suiker
- 2 eieren, losgeklopt
- ⅓ kopje zuurdesemoverschot, ongeveer
- ½ kopje karnemelk
- 1-2 eetlepels Spirulina-poeder
- 2 theelepels vanille-extract
- 2 theelepels citroensap, vers

BOTERCRÈME GLIJS
- 227 g boter op kamertemperatuur, ongeveer 1 kop
- 400 g poedersuiker, ongeveer 2 kopjes
- 5 g vanille, 1 theelepel
- 28 g room 18%, ongeveer 2-4 eetlepels

INSTRUCTIES:
a) Verwarm de oven voor op 350 graden Fahrenheit en bekleed een cupcake-pan met cupcake liners. Als u geen liners gebruikt, spuit dan de pan met olie.

b) Meng in een kom bloem, bakpoeder, bakpoeder en zout. Opzij zetten.

c) Breek eieren op kamertemperatuur in een aparte kleine kom die opzij wordt gezet.

d) In een grote kom met een garde, of in een standaard mixer met een garde-opzetstuk, combineer suiker, olie, karnemelk, zuurdesemoverschot, meng gedurende 1 minuut tot alles goed gemengd is. Voeg eieren en vanille toe en blijf nog een minuut mixen.

e) Giet de erwtenbloem erbij, meng tot het beslag glad en egaal van kleur is.
f) Voeg het bloemmengsel toe en blijf ongeveer een minuut mixen.
g) Voor de laatste stap mix je met een lepel om ervoor te zorgen dat je het beslag niet te lang klopt.
h) Voeg citroensap toe en roer goed door met een lepel. Je zou moeten zien dat de kleur van het beslag verandert van groen/blauw naar dieper, rijker blauw. Meng met een lepel tot de kleur gelijkmatig is en het citroensap is gedispergeerd.
i) Giet het beslag in de cupcakevorm en bak op 350 gedurende 18-20 minuten.
j) Botercrème Glazuur
k) Klop met een standaard- of handmixer, met behulp van een garde of peddel, de gezouten boter op kamertemperatuur gedurende 2-3 minuten op matig hoog, of tot het glad en romig is.
l) Voeg de poedersuiker toe.
m) Zodra de suiker is opgenomen, meng je gedurende 3-4 minuten op de hoogste stand, voeg je vanille toe, gevolgd door de room. Begin met 2 eetlepels room, als je een dunnere glazuur wilt, voeg dan meer room toe. Voor het decoreren van deze cupcakes gebruik ik graag 2-3 eetlepels room.
n) Blijf nog 2-4 minuten kloppen tot je botercrème licht en luchtig is.
o) Schep botercrème in een spuitzak en decoreer, volledig afgekoelde, cupcakes.
p) Bak door naar de andere kant

24. spirulina Glaze d donuts

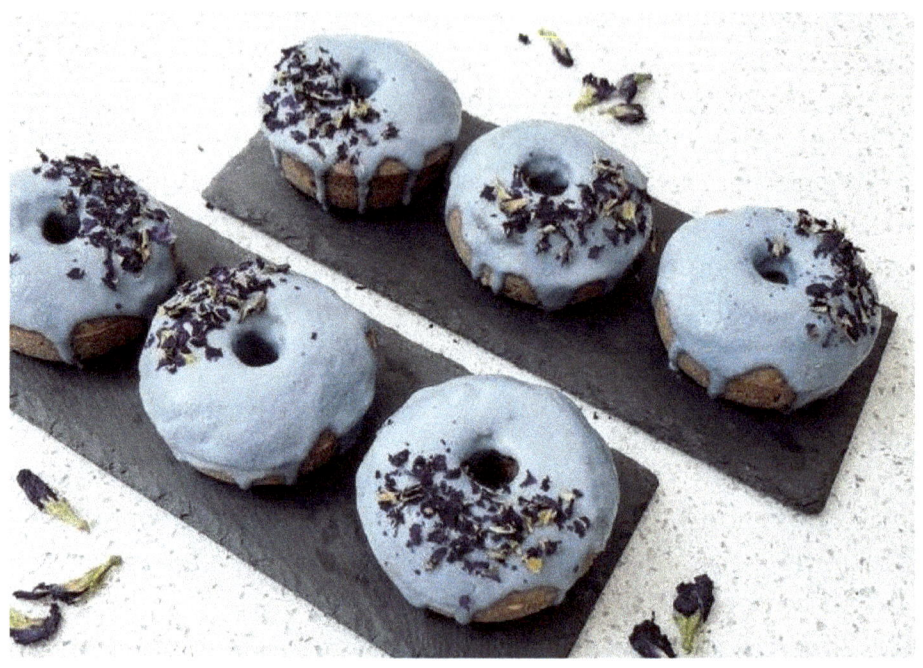

INGREDIËNTEN:
Donuts :
- 1 geprakte banaan
- 1 kopje ongezoete appelmoes
- 1 ei of 1 eetlepel chiazaad gemengd met water
- 50 g gesmolten kokosolie
- 4 eetlepels honing of agavenectarsiroop
- 1 eetlepel vanille
- 1 theelepel kaneel
- 150 gram boekweitmeel
- 1 theelepel bakpoeder

Spirulina GLAZUUR:
- ½ kopje cashewnoten, 4 uur geweekt
- 1 kopje amandelmelk
- 40 Spirulina-theebloemen
- 1 eetlepel agave nectarsiroop
- 1 eetlepel vanille-essence

INSTRUCTIES:
OM DE DONUTS TE MAKEN:
a) Meng alle droge ingrediënten door elkaar.
b) Mix alle natte ingrediënten door elkaar.
c) Voeg het natte toe aan het droge en breng het dan over naar de donutvormen.
d) Bak gedurende 15 minuten op 160 graden.

HET GLAZUUR MAKEN:
e) Mix de cashewnoten in een keukenmachine tot een gladde massa.
f) Verwarm de amandelmelk in een steelpannetje en voeg de thee toe. Laat 10 minuten op laag vuur sudderen.
g) Voeg de blauwe amandelmelk toe aan de gemengde cashewnoten, voeg de agavenectar en vanille-essence toe en mix opnieuw tot een geheel.
h) Bewaar in de koelkast totdat je donuts gaar en afgekoeld zijn.

i) Versier de donuts met het glazuur en extra bloemen!
j) Deze donuts zijn veganistisch en gluten- en geraffineerde suikervrij - dus je hoeft je echt niet in te houden: ga je gang en eet ze allemaal op!

25. Spirulina Pinda Mochi

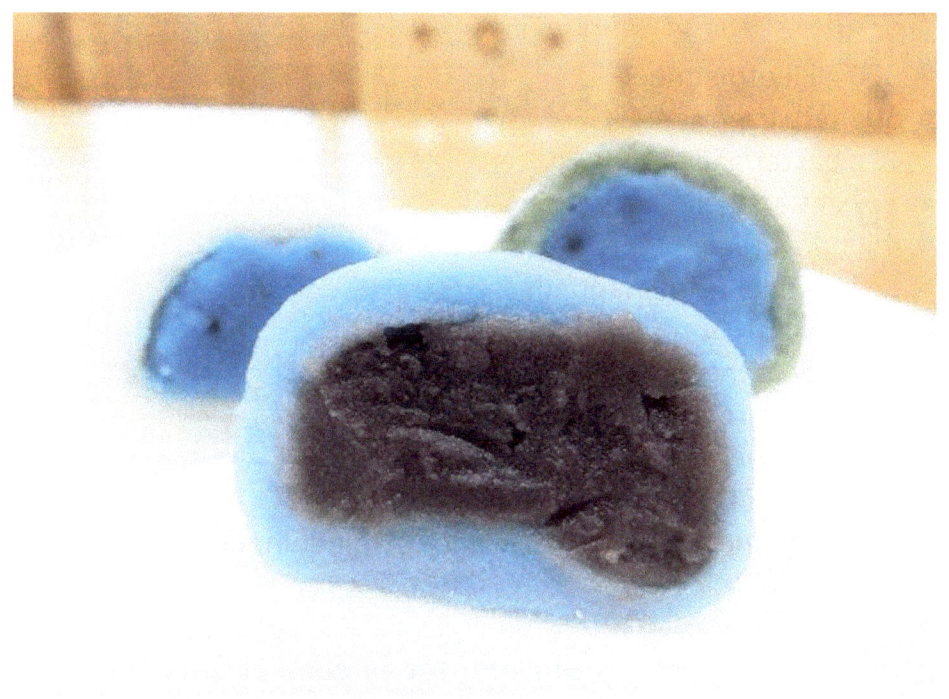

INGREDIËNTEN:
MOCHI:
- 300 g kleefrijstmeel
- 50g tarwezetmeel
- 75g basterdsuiker
- 1 ½ eetlepel olie
- 450ml water
- ½ theelepel spirulinapoeder

PINDA VULLING:
- 300 g gemengde geroosterde pinda's
- 100g basterdsuiker
- ¼ theelepel zout

MEEL VOOR COATING & STOFFEN:
- 200 g rijstmeel, 20 min gebakken op middelhoog vuur.

INSTRUCTIES:
a) Meng alle mochi-ingrediënten tot ze goed gecombineerd zijn. Zeef en giet in een ingevette stoomschaal en stoom op middelhoog vuur gedurende 25 min.

b) Als het rijstmeelmengsel koel genoeg is om te hanteren, schraap het dan uit op een werkoppervlak dat lichtjes is bestrooid met bloem.

c) Verdeel het kookdeeg in kleine porties van ongeveer 35-40 g elk met een scherp mes dat met bloem is bestoven.

d) Werk met één stuk per keer en bestuif je handen met bloem om te voorkomen dat het blijft plakken, rol elk stuk in een bal.

e) Maak de bal plat en gebruik je handen om er een ronde vorm van te maken met een doorsnede van 8 cm.

f) Meng alle ingrediënten voor de vulling, plaats dan een eetlepel van de vulling in het midden van de ronde en breng de randen over de vulling om ze te omsluiten, knijp ze goed samen om te sluiten.

g) Rol voorzichtig opnieuw in een ronde, druk de bovenkant lichtjes aan om een beetje plat te maken.

h) Bekleed de Mochi met bloem om het oppervlak glad te maken.
i) Mochi is maximaal 2 dagen houdbaar in een luchtdichte verpakking.

26. Bosbessen Spirulina Muffins

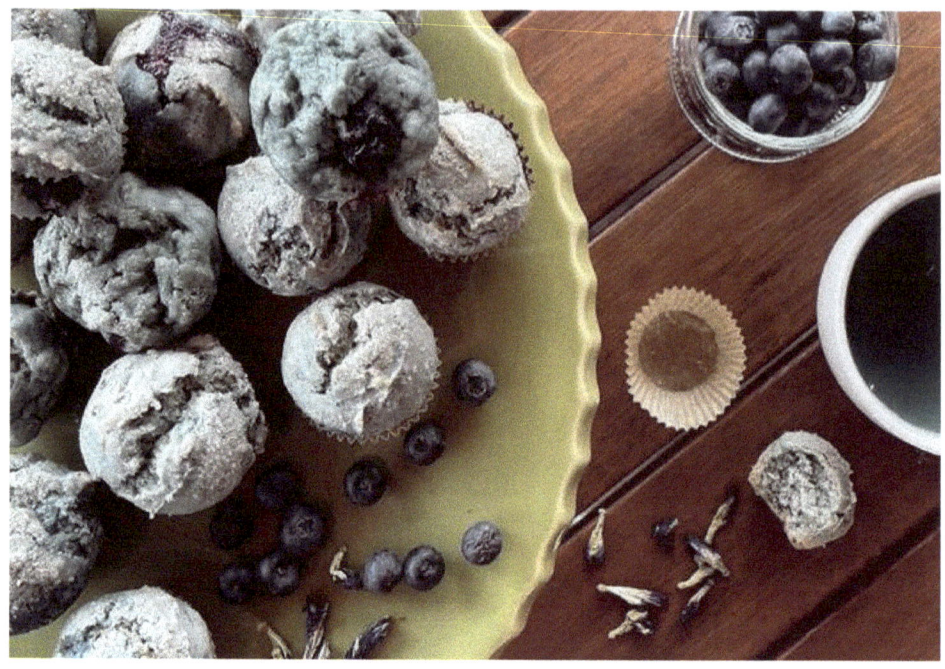

INGREDIËNTEN
NAT:
- ½ kopje spirulina
- 1 theelepel citroenschil
- ½ kopje volle melk, warm
- 1 stok ongezouten boter, gesmolten
- 2 eieren

DROOG:
- 2-½ kopjes glutenvrij meel voor alle doeleinden
- 2 theelepels bakpoeder
- ¼ theelepel zuiveringszout
- 1 kopje witte kristalsuiker
- 1 theelepel koosjer zout
- 1 kopje verse bosbessen

INSTRUCTIES:
a) Verwarm je oven voor op 350 graden.

b) In een blender. voeg alle natte ingrediënten toe en laat ze tien minuten staan, meng dan tot een gladde massa.

c) Het mengsel wordt indigo van de spirulina en ziet er wat dik uit van de gesmolten boter. Zet het opzij.

d) Voeg in een grote kom het glutenvrije meel, bakpoeder, bakpoeder, suiker en koosjer zout toe en meng het.

e) Bewaar een kwart kopje van het droge mengsel en gooi de bosbessen tot ze bedekt zijn, leg ze opzij. Dit zal overtollig vocht absorberen en voorkomen dat ze de consistentie van het beslag veranderen.

f) Roer ondertussen in een grote kom de natte ingrediënten met een spatel door de droge ingrediënten. Het mengsel zal variëren in blauwe tinten en dat is oké. Zodra het beslag er goed uitziet, strooi je de bosbessen erover en vouw je ze voorzichtig om.

g) Monteer je mini-muffinvormpjes met muffinvormpjes.

h) Vul de mini-muffinvormpjes met een schep tot ¾ vol.

i) Bak de muffins 10 minuten of tot een ingestoken tandenstoker er schoon uitkomt.

27. Spirulina muesli repen

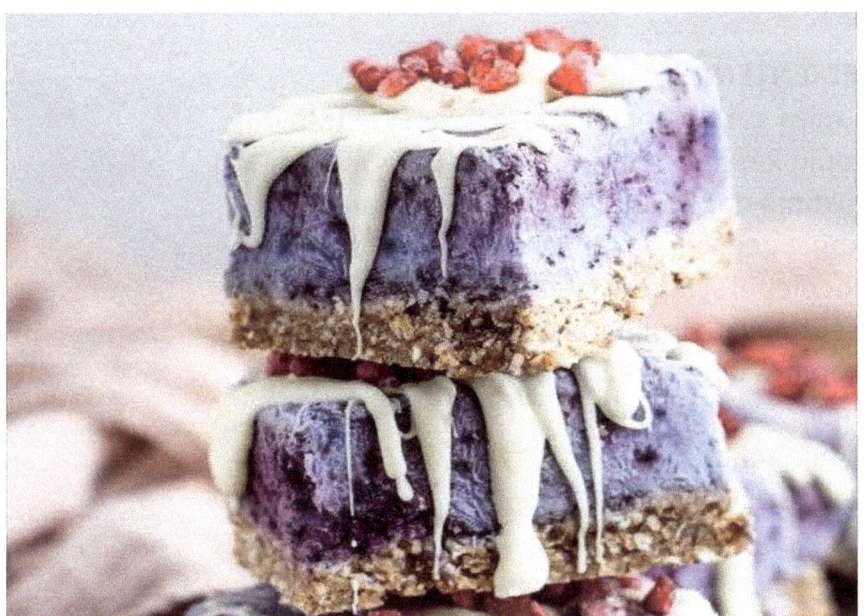

Maakt: 4 porties

INGREDIËNTEN:
- 2 kopjes gerolde haver, desgewenst glutenvrij
- 1 kopje Pepita's
- 1 ½ kopje ongezoete gepofte rijstgraangewas
- ½ kopje gedroogd fruit, grof gehakt
- ¼ theelepel schilferig zeezout
- 1½ eetlepel Spirulina-poeder
- ⅓ kopje bruine rijstsiroop
- 3 eetlepels ahornsiroop
- ½ kopje tahini
- 2 eetlepels kokosolie
- 1 theelepel vanille-extract

INSTRUCTIES:
a) Verwarm de oven voor op 325°F/160°C.
b) Combineer haver en pepitas op een bakplaat en bak gedurende 10-15 minuten, een of twee keer roeren, tot de haver goudbruin is en een nootachtig aroma heeft.
c) Meng in een kleine steelpan de bruine rijstsiroop, ahornsiroop, tahini, kokosolie en vanille.
d) Klop om te combineren. Oververhit niet.
e) Combineer in een grote kom de gekoelde haver en pompoenpitten met het gehakte gedroogde fruit, rijstsoesjes, zout en spirulinapoeder.
f) Giet de natte ingrediënten over de droge ingrediënten en roer snel om te mengen.
g) Giet de mix in een brownievorm bekleed met plasticfolie of bakpapier. Druk het mengsel stevig aan, vooral in de hoeken.
h) Zet een paar uur in de koelkast om op te stijven, haal dan uit de koelkast en snijd in repen. Bewaar restjes maximaal twee weken in de koelkast.

28. Spirulina Limoen Popcorn

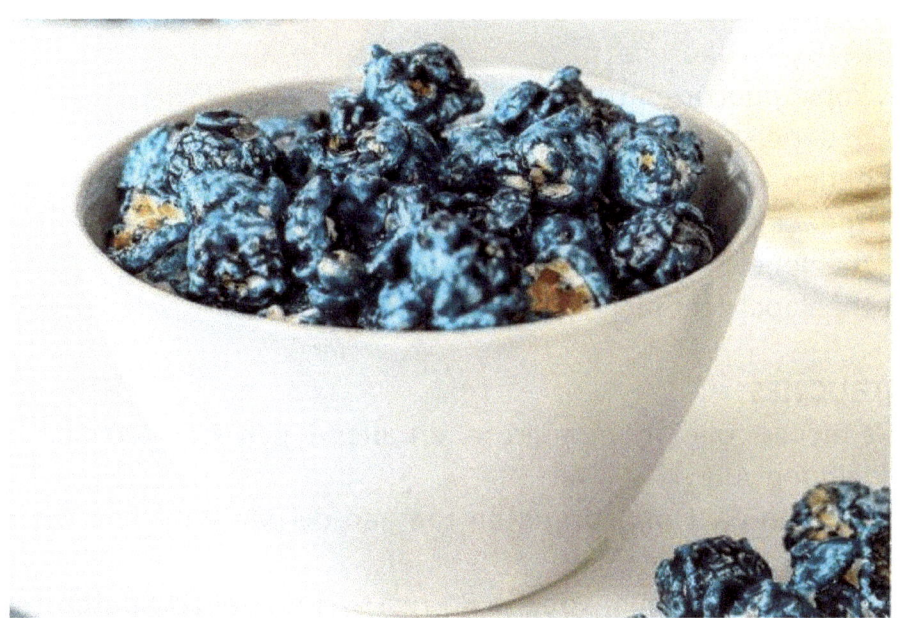

Maakt: 2 porties

INGREDIËNTEN
- 1 eetlepel kokosolie
- ¼ kopje popcornpitten
- 2 eetlepels suiker
- 1 eetlepel veganistische boter
- ½ theelepel water
- 1 theelepel Spirulina-poeder
- 1 theelepel zeer fijngehakte limoenschil

INSTRUCTIES

a) Verhit de olie in een grote en diepe pan of steelpan op middelhoog vuur.

b) Voeg een paar popcornpitten toe aan de pan en wacht tot ze openbarsten.

c) Zodra ze gepoft zijn, voeg je de rest van de popcornpitten toe, roer om ze met olie te bedekken en haal van het vuur. Wacht 30-50 seconden en zet de pan terug op het vuur.

d) Dek af met een deksel en wacht tot de korrels openbarsten. Zodra het begint te ploffen, schud je de pot een paar keer om ervoor te zorgen dat alle korrels gelijkmatig gaar worden. Ga door met koken totdat alle korrels zijn gepoft. Haal van het vuur en breng over naar een grote mengkom.

e) Voeg de suiker en de veganistische boter toe aan een kleine steelpan. Voeg gerust ook een snufje zout toe. Verwarm op middelhoog vuur en laat het ongeveer 1 minuut koken. Voeg het water toe, roer en kook nog eens 20 seconden, of tot de suiker volledig is opgelost.

f) Giet al roerend over de popcorn om deze gelijkmatig met de siroop te bedekken.

g) Zeef de Spirulina over de popcorn en roer om te coaten. Voeg de limoenrasp toe en roer opnieuw.

h) Serveer onmiddellijk.

29. Spirulina Amandel Crescent s

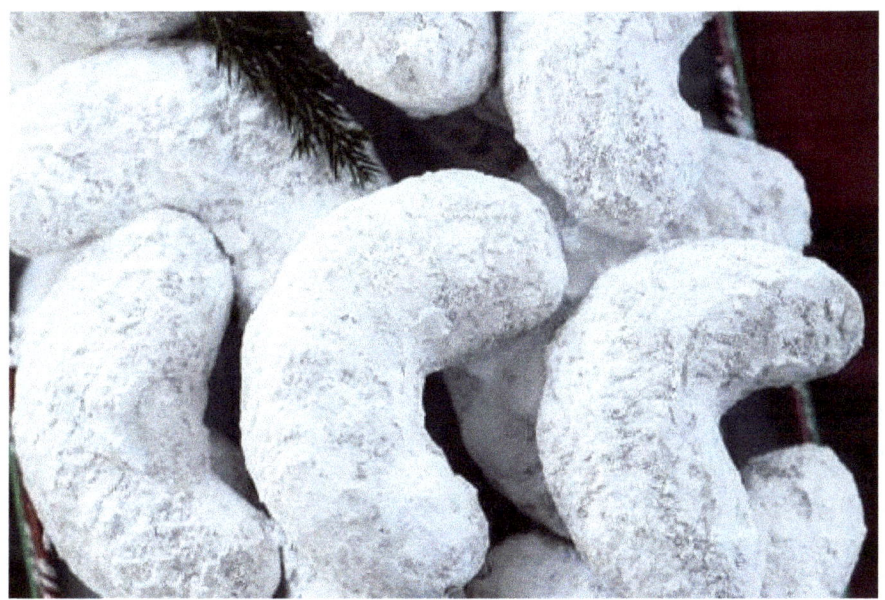

Maakt: 3 dozijn koekjes

INGREDIËNTEN
SPIRULINA DEEG:
- ½ kopje veganistische boter
- ½ kopje gladde amandelboter
- ⅔ kopje kristalsuiker
- 3 Eetlepels Vegan Vanille Yoghurt
- 1 eetlepel Spirulina-poeder
- 1 Theelepel Vanille-extract
- ½ Theelepel Amandelextract
- 2 kopjes All-purpose Flour
- 1 kop geblancheerd amandelmeel
- ¼ Theelepel Zout

AF TE MAKEN:
- ½ banketbakkerssuiker

INSTRUCTIES
a) Roer de boter, amandelboter, suiker, yoghurt, spirulina, vanille en amandelextract met behulp van je keukenmixer met het paddle-hulpstuk geïnstalleerd.
b) Meng tot volledig homogeen, licht en luchtig.
c) Klop in een aparte kom zowel het meel als het zout door elkaar. Voeg geleidelijk de droge ingrediënten toe met de motor op de laagst mogelijke snelheid, totdat ze volledig zijn opgenomen. Pauzeer om indien nodig langs de zijkanten van de kom te schrapen.
d) Schep voor elk koekje kleine bolletjes deeg uit en rol ze tussen licht bevochtigde handen tot cilinders. Druk met zachte kracht op de uiteinden om ze in meer puntige hoorns te veranderen en buig ze in halve maanvormen.
e) Plaats ongeveer 1 inch uit elkaar op niet-ingevette bakplaten en bak gedurende 22 - 26 minuten, of tot de set en bodems lichtbruin

zijn. Laat 2 - 3 minuten staan voordat u ze op een rooster plaatst om volledig af te koelen.

f) Gooi met banketbakkerssuiker om te coaten. Serveer of bewaar in de vriezer voor maximaal 3 maanden.

HOOFDGERECHT

30. Zeemeermin pasta

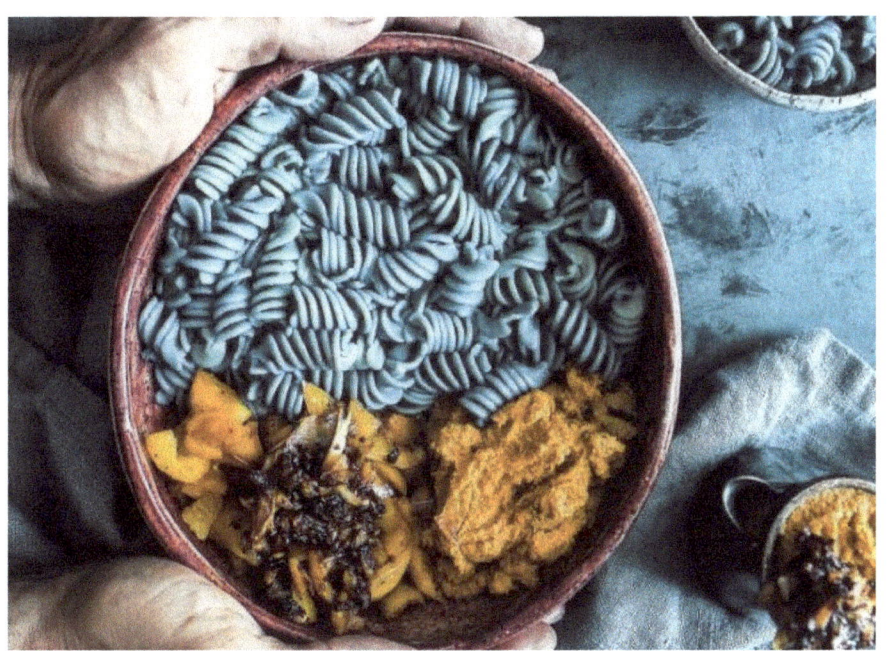

Maakt: 2 porties

INGREDIËNTEN:
- 1 kop ingeblikte pompoen
- 2 kopjes Pasta naar keuze
- ½ kopje groentebouillon
- ½ kopje kokosmelk
- 2 eetlepels tahini
- Sap van 1 citroen
- ½ gekarameliseerde ui
- 1 paprika
- 1 eetlepel knoflook
- 1 theelepel pompoentaartkruiden
- 1 theelepel uienpoeder
- 1 theelepel kokossuiker
- Zout peper
- 1 theelepel blauwe spirulina

INSTRUCTIES:

a) Karameliseer je ui in wat kokosolie. Voeg halverwege de knoflook toe en 1 theelepel kokossuiker.

b) Voeg water toe aan je pan met 1 theelepel blauwe spirulina aan het water voordat je het aan de kook brengt

c) Kook je pasta volgens de verpakking.

d) Voeg pompoen, kokosmelk, citroensap, tahini en kruiden toe aan een pan en kook 5 minuten op laag vuur.

e) Monteer daarna alles zoals je wilt en maak een foto!

f) Als je pasta de kleur niet aanneemt, haal hem dan van het vuur, voeg meer spirulina toe en laat het een paar minuten weken en dat is meestal voldoende

31. Maïsvistaco's met Spirulina Blauwe Rijst & Crema

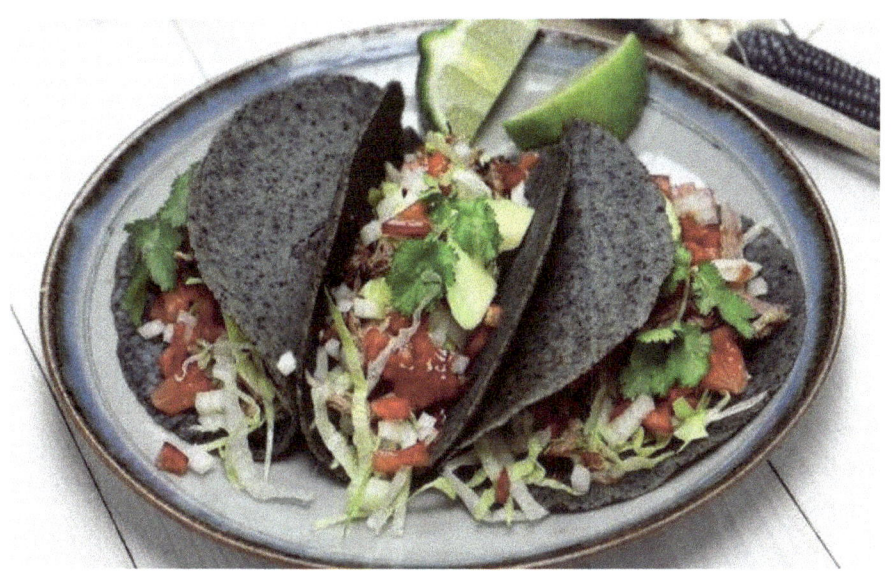

Voor: 8 taco's

INGREDIËNTEN:
VOOR DE VIS
- 1½ pond schilferige witte vis, gevild, uitgebeend en schoongemaakt
- ¼ theelepel zout
- ¼ theelepel peper
- 1 theelepel gemalen komijn
- Avocado-olie of andere neutrale bakolie
- Zest van 1 limoen

VOOR DE BLAUWE RIJST
- 2 kopjes gekookte witte rijst
- ½ gram blauwe spirulina poeder
- 1 eetlepel fijngehakte verse koriander
- 1 eetlepel vers limoensap
- Neutrale olie, zoals avocado-olie
- ⅛ theelepel zout
- Snufje zwarte peper

VOOR DE BLAUWE CREMA
- ¾ kopje Mexicaanse crema, zure room of Griekse yoghurt
- ½ kopje mayonaise
- ½ gram blauwe spirulina poeder
- 1 grote teen knoflook, geraspt op een Microplane of fijngehakt
- 2 eetlepels vers limoensap
- ⅛ theelepel zout

SERVEREN
- Maïs Taco's

INSTRUCTIES
MAAK DE VIS:
a) Verwarm de oven voor op 375 °.
b) Kruid de vis aan beide kanten met zout, zwarte peper en komijn.

c) Besprenkel met neutrale olie en bak tot ze gaar zijn of tot de interne temperatuur 145° bereikt. Haal uit de oven en strooi de limoenschil er gelijkmatig over. Breek vis in grote stukken voor taco's en leg ze opzij voor montage.

d) Meng gekookte rijst met blauwe spirulina, koriander, limoensap, een scheutje neutrale olie en zout en peper. Gooi tot het gelijkmatig gemengd is, proef of het op smaak is en zet opzij voor het samenstellen van de taco.

e) Meng alle crema-ingrediënten in een kleine kom en laat afkoelen in de koelkast voor het samenstellen van de taco.

f) Leg op elke blauwe maïstortilla een klein bolletje blauwe rijst. Top met een beetje geraspte kool, wat stukjes vis, een klodder blauwe crema en een snufje geplette blauwe maïstortillachips.

32. Blauwe Risotto met Witte Vis

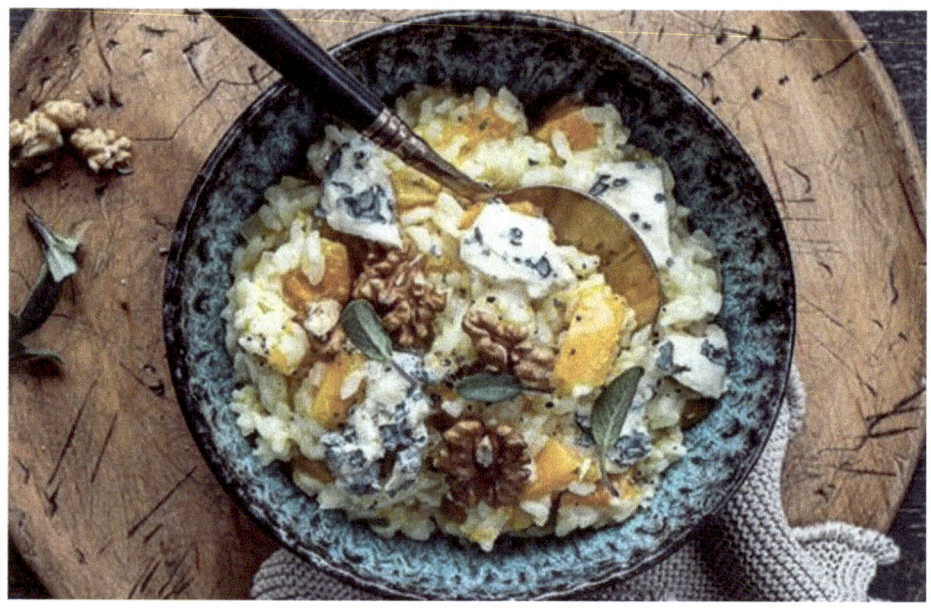

Maakt: 2 Porties

INGREDIËNTEN:
- 180 g Acquerello-rijst
- 150 g Branzino
- 1 eetlepel gedroogde sint-jakobsschelpen
- 3 theelepels biologisch blauw spirulinapoeder
- 1 lente-ui
- Extra vergine olijfolie
- Zwarte peper
- Zeezout
- Biologische keuken

INSTRUCTIES

a) Week de gedroogde sint-jakobsschelpen 25-30 minuten in vers gekookt water. Giet het water en de gedroogde sint-jakobsschelpen in een kleine steelpan en verwarm deze voor.

b) Snijd de lente-ui in plakjes en laat deze sudderen met extra vierge olijfolie in een pan. Zodra de olie warm is en de lente-ui begint te sissen, voeg je de rijst toe en rooster je deze een paar minuten.

c) Begin kleine hoeveelheden van het water met de gedroogde sint-jakobsschelpen in de pan met de rijst te gieten en blijf roeren. Blijf dit gedurende driekwart van de kooktijd van de rijst doen.

d) Breng op smaak met zeezout en zwarte peper. Voeg de branzino toe en blijf een paar minuten roeren, voeg water toe om te voorkomen dat de rijst aan de pan blijft plakken.

e) Zorg ervoor dat je de juiste hoeveelheid water toevoegt om de risotto smeuïg te maken.

f) Voeg 3 theelepels blauw spirulinapoeder toe aan een glas met 100 g water en klop tot het poeder volledig gemengd en glad is. Voeg het blauwe water toe aan de risotto en mix het geheel.

g) Als de risotto eindelijk gaar is, voeg dan zeezout en versgemalen naar smaak toe en besprenkel met wat extra vierge olijfolie.

33. Zeerand met Rijst en Spirulina

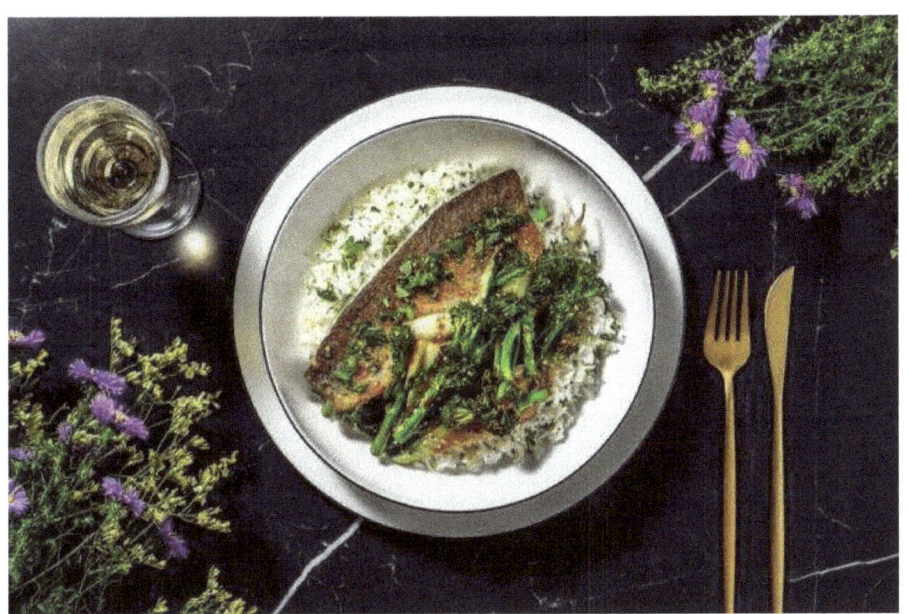

Maakt: 2

INGREDIËNTEN
- 4 zeeranden
- 2 kopjes Rijst
- ½ theelepel spirulina
- Zout
- Peper
- Olijfolie
- Dille, om te garneren
- Granaatappel, om te garneren

INSTRUCTIES
a) Breng de rijst aan de kook in een pan met ruim gezouten water.
b) Na ongeveer 10 minuten zeven, en het is klaar.
c) Verwarm terwijl de rijst kookt een pan met anti-aanbaklaag en sprenkel er wat olijfolie over.
d) Grill de visfilets, leg eerst het vel op de bodem.
e) Grill 4-5 minuten en keer de andere kant om.
f) Zet na 2 minuten het vuur uit en laat de vis nog 5 minuten op het vuur staan.
g) Haal het van het vuur en laat het aan de kant staan.
h) Zodra de rijst klaar en nog heet is, strooi je er wat spirulinapoeder over en meng je het lichtjes met een vork zodat het overal heen gaat en al je rijst nu gekleurd is.
i) Serveer na het garneren met wat verse dille en wat granaatappel.

34. Spirulina Groente Gebakken Rijst

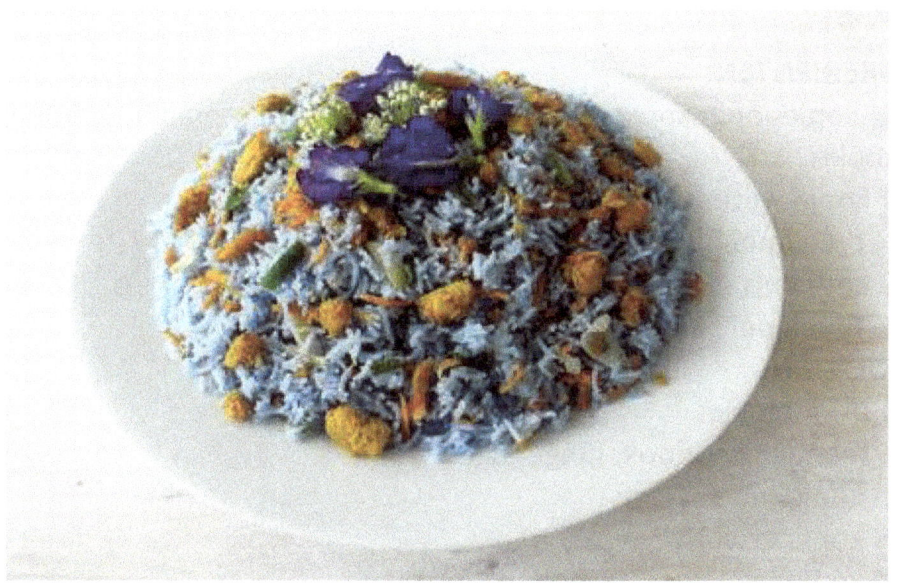

Maakt: 2-3 porties

INGREDIËNTEN:
- 1 kopje ongekookte rijst met korte korrel, maakt 3 kopjes gekookt
- 1 kopje water
- ¼ theelepel Blue Spirulina-poeder
- 2 eetlepels olie
- ¾ theelepel zout en peper

GROENTEN:
- 1 ui, in blokjes
- 2 teentjes knoflook, fijngehakt
- ½ kopje maïs
- ½ kopje erwten
- ½ kopje in blokjes gesneden wortelen

GEHAKTE BOERENKOOL
- 1 rode paprika, in blokjes
- 1 kopje gehakte paarse kool

INSTRUCTIES:
a) Was de rijst 2 tot 3 keer onder stromend water. Voeg in een rijstkoker het water, de gewassen rijst en het Blue Spirulina-poeder toe.
b) Laat koken en koel vervolgens 15 minuten. Door de rijst af te koelen voorkom je dat hij te plakkerig en papperig wordt tijdens het roerbakken!
c) Verhit in een grote pan of koekenpan 2 eetlepels olie. Voeg de gesnipperde ui en knoflook toe. Bak tot het gaar is en de knoflook lichtbruin is. Voeg de rest van de groenten toe. Breng op smaak met ¾ theelepel zout, of naar smaak en wat peper. Meng de afgekoelde rijst erdoor.
d) Laat 3 tot 4 minuten koken op middelhoog vuur.
e) Serveer en geniet!

35. Spirulinabollen

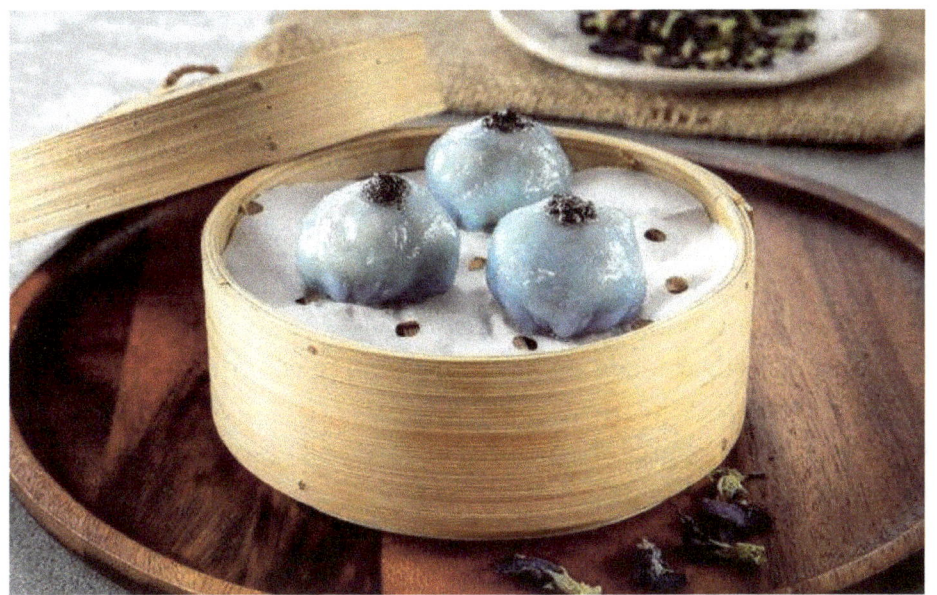

INGREDIËNTEN:
VERPAKKING:
- 2 kopjes All-purpose Flour
- 1 kopje kokend water
- ½ theelepel Blue Spirulina poeder, opgelost in 1 theelepel water
- 1 theelepel rozenzout

VULLING:
- 100 g enoki-paddenstoel
- 70 g geraspte wortel
- 25 g gerehydrateerde en geraspte zwarte schimmel
- 100g kool
- ½ eetlepel vers grotere gember
- 2 theelepels gehakte knoflook
- 2 theelepels maizena
- ½ theelepel gemalen peper
- 1 eetlepel geroosterde sesamolie
- ¼ theelepel rozenzout

INSTRUCTIES:

a) Voeg in een standmixer bloem, zout en water toe, kneed tot je een glad deeg hebt. Haal de helft van het deeg uit de mixer en zet opzij. Voeg Spirulina-poeder toe aan het halve deeg en blijf kneden tot het gecombineerd is. Laat het deeg 20 minuten rusten.

b) Breng 2 kopjes water aan de kook, voeg enoki-paddenstoelen toe en kook gedurende 2 minuten. Strooi 2 snufjes zout op de kool en meng goed met je handen. Laat dit minuten zitten. Knijp overtollig water eruit. Voeg sesamolie toe aan een pan en verwarm op middelhoog vuur tot het heet is. Voeg de knoflook en gember toe. Roer een paar keer om de geur vrij te maken. Voeg de wortel, zwarte schimmel toe, roer en kook gedurende 1 minuut.

c) Voeg de kool en enoki-champignons toe, kook en roer nog 1 minuut. Voeg zout, peper en opgelost maizena toe, roer tot alle vloeistof is verdampt. Breng over naar een groot bord om af te koelen.

d) Vul en sluit de dumplings. Verhit de olie in een grote koekenpan op middelhoog vuur. Bak de dumplings ongeveer 2 minuten met de platte kant naar beneden tot er zich een goudbruin korstje op de bodem vormt. Voeg het ¼ kopje water toe en dek onmiddellijk af met een deksel en laat de stoom de knoedels 8 minuten koken of tot al het water is verdampt.

e) Verwijder het deksel en laat de dumplings nog een minuut koken tot ze gemakkelijk loskomen van de bodem van de pan.

SALADE

36. Spirulina Zeesalade

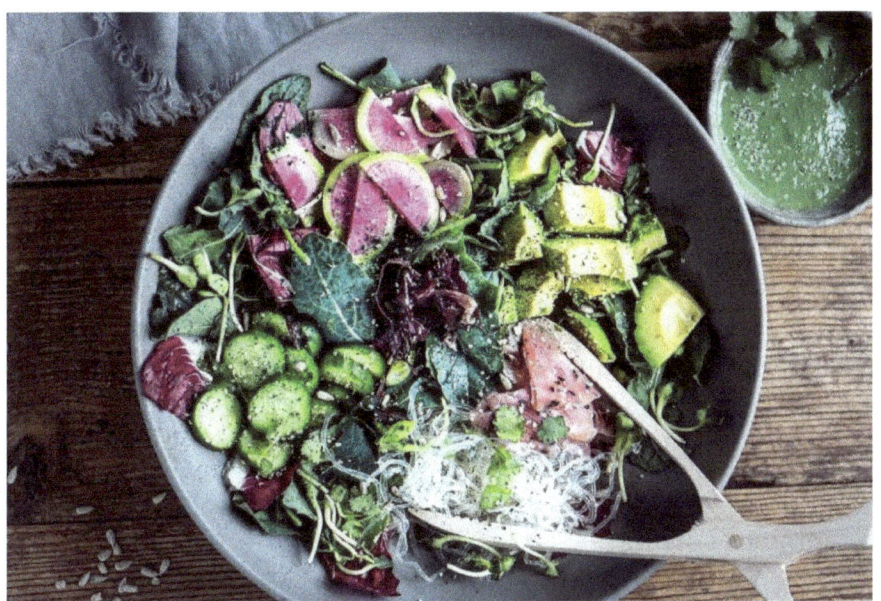

Maakt: 3-4

INGREDIËNTEN:
- ¼ kopje dulse-linten, geweekt in water
- 4 ons baby boerenkool
- 1 Turkse komkommer, in plakjes
- 1 avocado, in blokjes of plakjes
- 1-2 groene uien
- 1 kop Kelp-noedels
- 1-2 watermeloenradijsjes, in dunne plakjes
- Gerookte ahi, gerookte zalm, gebakken of gerookte tofu, edamame

GARNEER:
- Zonnebloemspruiten
- Hennepzaden of zonnebloempitten
- Koriander of eetbare bloembladen

SPIRULINA-DRESSING:
- ¼ kopje water
- ⅓ kopje olijfolie
- ¼ kopje hennepzaden
- 3 eetlepels appelazijn
- 1 teentje knoflook
- ¾ theelepel zout
- ¼ theelepel gemalen peper
- ½ kopje koriander
- 1 theelepel spirulina, meer naar smaak

INSTRUCTIES

a) Week de dulse-linten in een kleine kom met water gedurende 15 minuten of tot ze zacht zijn

b) Maak de Spirulina-dressing - voeg alles behalve de koriander en spirulina toe aan een blender en mix tot een romig en glad geheel - een volle minuut. Voeg koriander en spirulina toe en pulseer tot alles goed gecombineerd en glad is.

c) Voeg de ingrediënten voor de salade toe aan een kom - eerst de groenten, dan komkommer, avocado, lente-uitjes, kelpnoedels, radijsjes, uitgelekte dulse en eiwit naar keuze.
d) Meng met wat van de dressing, net genoeg om te coaten.
e) Garneer met zaden en spruitjes.

37. Spirulina Courgette Noedelsalade

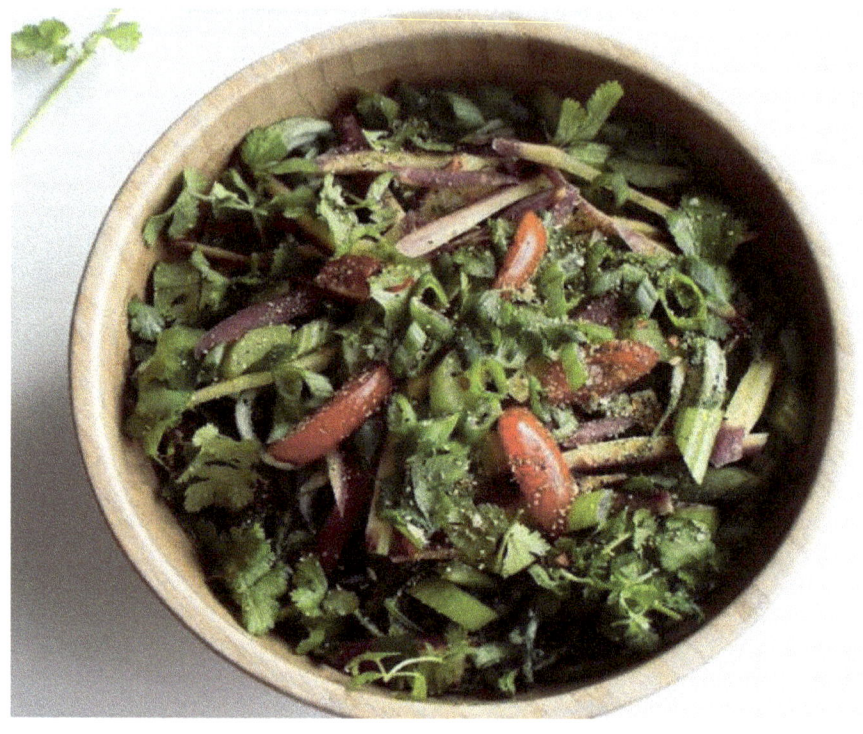

Voor: 1 salade

INGREDIËNTEN:
- 1 kleine middelgrote courgette
- 2 stengels bleekselderij, fijngehakt
- 1 wortel, gehakt
- 6 druiventomaten, in kwarten
- 1 groene ui, gehakt
- 1 theelepel spirulina
- sap van een ½ citroen
- 1 theelepel extra vierge olijfolie of ¼ van een avocado
- knoflookpoeder en/of mevr. Dash naar smaak
- 1 eetlepel voedingsgist
- snufje zout

INSTRUCTIES
a) Spiraliseer of schil courgette in linten. Meng met kruiden, spirulina, edelgistvlokken, extra vierge olijfolie, citroensap en zout.
b) Garneer met de resterende groenten.

38. Salade van boerenkool, appel en pecannoten met spirulinadressing

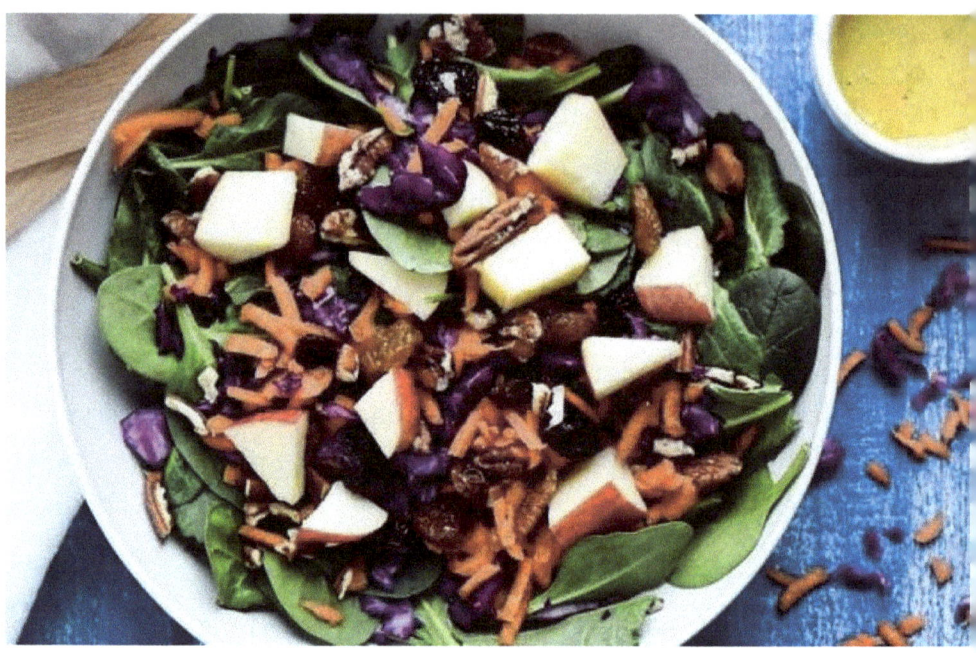

Maakt: 4 porties

INGREDIËNTEN:
SALADE
- 1 klein doosje gemengde biologische groenten
- 1 bos boerenkool
- 1-2 stuks Appels - in hapklare stukjes gesneden
- ½ kopje geroosterde of gedehydrateerde pecannoten

SPIRULINA HENNEP DRESSING
- ¼ kopje koudgeperste olijfolie
- ½ citroensap
- ¼ kopje hennepzaden
- 1 theelepel spirulina
- 1 eetlepel rauwe appelciderazijn
- 3 eetlepels Agave
- 1 teentje knoflook
- snufje Himalaya zeezout

INSTRUCTIES:
a) Meng alle ingrediënten voor de salade.
b) Gooi alle ingrediënten voor de dressing in een blender tot ze goed gemengd zijn.
c) Giet op de salade. Bewaar de rest in de koelkast in een glazen fles of luchtdichte verpakking.

39. Spirulina-spinaziesalade

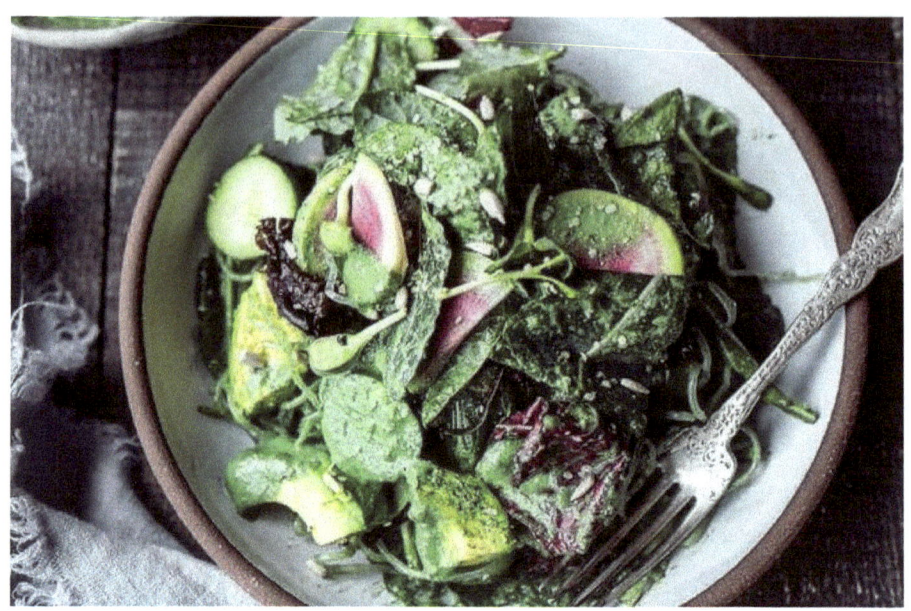

Maakt: 4 porties

INGREDIËNTEN:
- 2 grote kommen babyspinazieblaadjes
- 1 grote in blokjes gesneden tomaat
- 1-2 rijpe avocado's
- 2 handenvol zonnebloem- of klaverkiemen
- ½ theelepel spirulinapoeder om te beginnen
- Scheutje olijfolie
- Zeezout naar smaak

INSTRUCTIES:
a) Voeg spinazie toe aan een kom en gooi de tomaat, avocado en spruitjes erdoor.
b) Begin met ½ theelepel spirulinapoeder, een scheutje olijfolie en een beetje zout.

40. Spirulina Tofu Salade

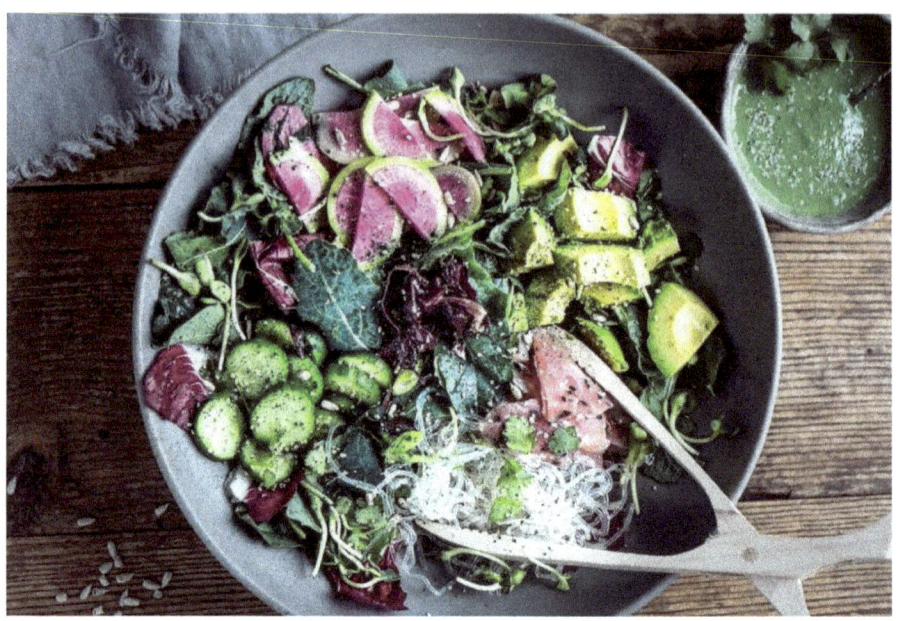

Maakt: 4 porties

INGREDIËNTEN:
- 8 ons stevige tofu
- 1 paprika
- 2 middelgrote tomaten
- 1 middelgrote courgette
- 1 middelgrote geraspte wortel
- 2 stengels bleekselderij
- 2 lente-uitjes, fijngehakt
- 1 eetlepel tamari of sojasaus
- Royale snuf basilicum, tijm en marjolein
- Hete pepersaus of cayennepeper
- 1 volle theelepel Spirulina

INSTRUCTIES:
a) Meng alle ingrediënten door elkaar.
b) Bijna elke combinatie van rauwkost kan in een tofusalade verwerkt worden.

SOEPEN EN STOOFPOT

41. Erwtensoep Met Spirulina

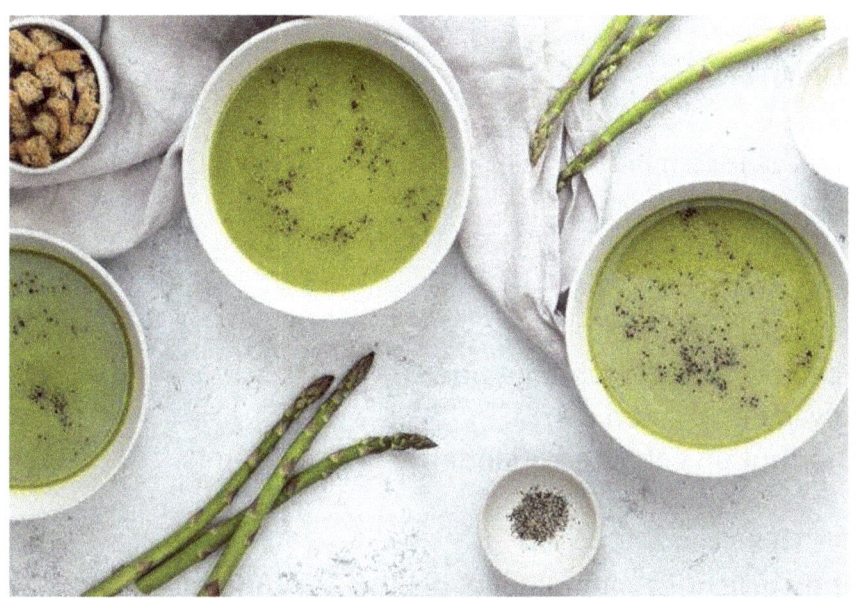

Maakt: 2 porties

INGREDIËNTEN:
- 1 ui
- 1 theelepel spirulina
- 1 scheutje olijfolie
- 1 kopje erwten
- ½ kopje kokosmelk
- 1 theelepel kurkuma
- 1 theelepel vers geraspte gember
- Schil van een citroen
- Snufje zout en gehakte koriander

INSTRUCTIES:
a) Fruit de ui lichtjes met olijfolie, gember en kurkuma.
b) Voeg de erwten toe en kook op laag vuur tot de erwten gaar zijn.
c) Voeg de kokosmelk en een klein beetje water toe zodat de erwten net onder staan.
d) Laat het afkoelen en mix het tot slot met spirulina.
e) Pas zout en textuur aan met een klein beetje water of als je meer kokosmelk verkiest. Serveer met gehakte koriander en limoenschil.

42. Kokos Super Groenen & Spirulina Soep

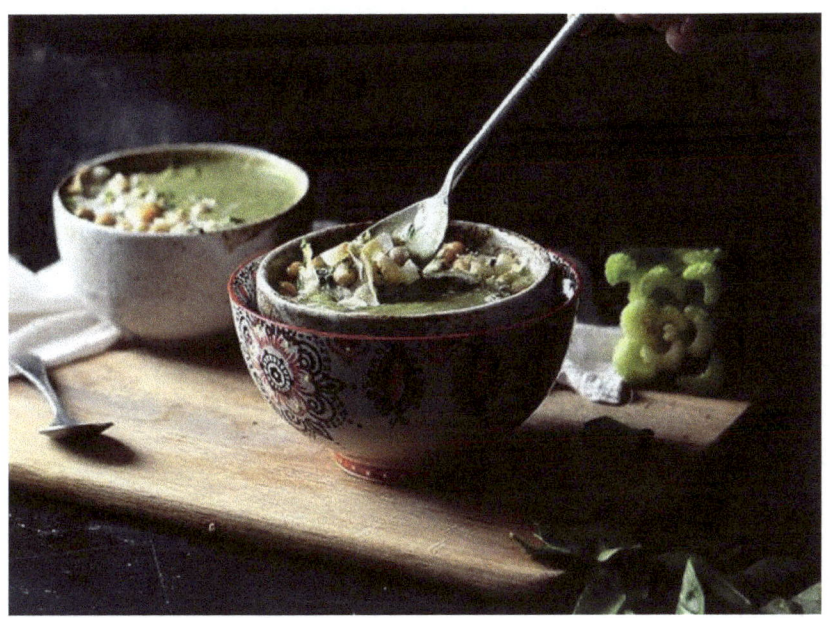

Maakt: 5-6

INGREDIËNTEN:
- 1 theelepel venkelzaad
- 1 theelepel karwijzaad
- 2 "inch gember, gehakt
- 3 teentjes knoflook, gehakt
- 1 grote witte ui, grof gesneden
- 2 stengels bleekselderij, grof gehakt
- 1 stronk broccoli
- 1 courgette/courgette, in stukjes
- 1 appel, geschild en in stukjes gesneden
- 2 verpakte kopjes spinazie
- 3 kopjes groentebouillon
- 1 theelepel zeezout
- 1 theelepel peper
- 2 theelepels spirulina
- 1 eetlepel limoensap

INSTRUCTIES:
a) Verhit 1 eetlepel olijfolie in een grote pan op middelhoog vuur en voeg de karwij- en venkelzaadjes toe en verwarm tot ze beginnen te poffen.
b) Voeg de uien toe aan de pan en bak ongeveer 3 minuten of tot ze glazig zijn.
c) Voeg de knoflook en gember toe en bak nog 30 seconden mee, zodat het geurig wordt.
d) Voeg de bleekselderij en broccoli toe, roer om alles te combineren en kook 1 minuut voordat je de appel, courgette, zout, peper en groentebouillon toevoegt.
e) Breng de bouillon aan de kook en laat dan sudderen. Laat ongeveer 10 minuten sudderen of tot de groenten gaar zijn.
f) Voeg de kokosmelk toe en breng het weer aan de kook.

g) Voeg de spinazie toe, roer erdoor en kook 1 minuut tot het geslonken en levendig groen is.
h) Haal van het vuur en roer het limoensap en de spirulina erdoor.
i) Breng over naar een blender en laat op hoog draaien tot een gladde massa! Garneer met croutons, geroosterde kikkererwten of kokosvlokken

43. Spirulina Crème van Bloemkool Soep

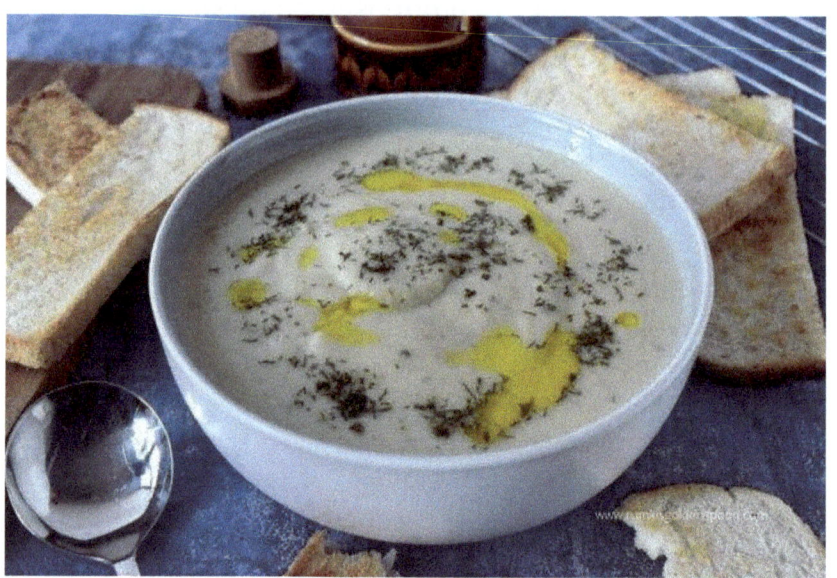

Maakt: 2 porties

INGREDIËNTEN:
- 1 eetlepel sesam-, kokos- of druivenpitolie
- ½ gele ui of venkelknol
- 2 teentjes knoflook, gehakt
- 1 grote bloemkool, in stukjes gesneden
- 1 kwart groentebouillon
- ¼ kopje rauwe, ongezouten cashewnoten
- 1 theelepel blauwe spirulina
- ½ theelepel zeezout, plus meer naar smaak
- 2 eetlepels hennepzaad, om te garneren

INSTRUCTIES:
a) Verhit olie in een grote pan of Nederlandse oven op middelhoog vuur. Voeg ui en knoflook toe en bak 3 minuten tot ze lichtbruin zijn. Voeg de bloemkool toe en bak nog een minuutje mee.
b) Voeg groentebouillon toe en verhoog het vuur om het aan de kook te brengen. Zodra het kookt, zet je het vuur lager en laat je het onafgedekt sudderen tot de bloemkool zacht is, 20-30 minuten.
c) Haal de soep van het vuur en laat afkoelen tot een warme kamertemperatuur. Doe de soep met cashewnoten in een blender en mix op hoog tot een gladde en romige massa, 1 minuut. Voeg als laatste blauwe spirulina toe en mix kort. Roer zout naar smaak erdoor.
d) Serveer gegarneerd met hennepzaden.

44. Romanesco romige soep met boerenkool en spirulina

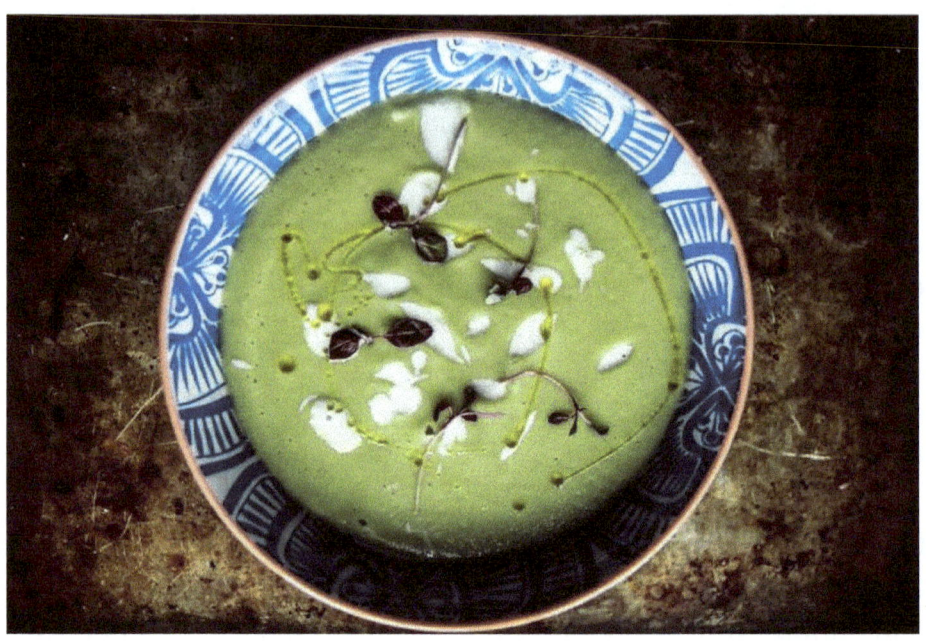

Maakt: 4 porties

INGREDIËNTEN:
- 1 Romaans
- 2 of 3 groene of paarse boerenkoolbladeren
- 1 ui
- 1 teentje knoflook
- 3 eetlepels havervlokken
- 1 eetlepel spirulina in poedervorm
- 2 eetlepels citroensap
- Citroenschil
- Zout, witte peper en extra vergine olijfolie
- Preispruiten om te decoreren en een knapperige twist te geven

INSTRUCTIES
a) Snij de Romanesco in bloemen en spoel deze voorzichtig af onder de kraan met een vergiet.
b) Haal de stengel uit de boerenkoolbladeren en snijd ze in stukken van 2,5 cm.
c) Schil en snijd de ui in blokjes.
d) Plet het teentje knoflook, pel het en snij het in plakjes.
e) Fruit de ui glazig.
f) Voeg de boerenkool toe en kook nog 3-4 minuten.
g) Voeg de Romanesco-bloemen toe, en de 3 lepels havervlokken en voeg water toe om onder te staan.
h) Breng op smaak met peper en zout en kook 5 minuten.
i) Zet van het vuur af, voeg het citroensap en het spirulinapoeder toe en pureer tot een fijne consistentie.
j) Garneer met preischeuten en rasp de citroenschil erover,

45. Pompoen-gemberroomsoep met spirulina-topping

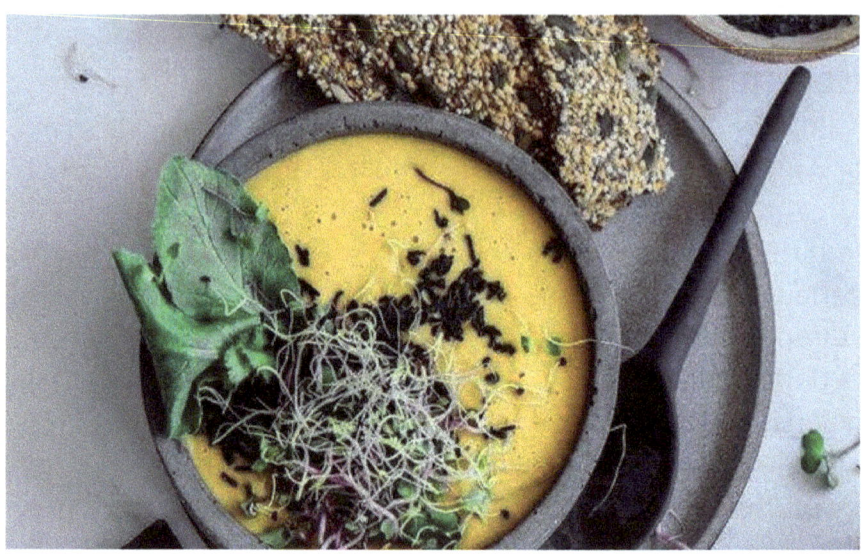

Maakt: 2 porties

INGREDIËNTEN:
- 1 kilo pompoen
- 1 ui
- 1 prei
- 1 plakje gember
- 1 liter groentebouillon
- 1 liter groentebouillon
- 1 theelepel kurkuma
- 1 snufje peper
- 1 snufje zout
- 1 theelepel spirulina, knapperig

INSTRUCTIES
a) Snipper de ui, prei en gember en begin ze in olie te bakken.
b) Als de ingrediënten gaar zijn, voeg je de pompoen toe en bak je deze mee met de kruiden: kurkuma, zout en peper.
c) Voeg de groentebouillon toe en kook op middelhoog vuur tot de pompoen gaar is, 20 minuten.
d) Pureer alles.
e) Serveer de toppings: knapperige spirulina, sesamolie en groene bladeren.

NAGERECHT

46. Blauwe chiapudding

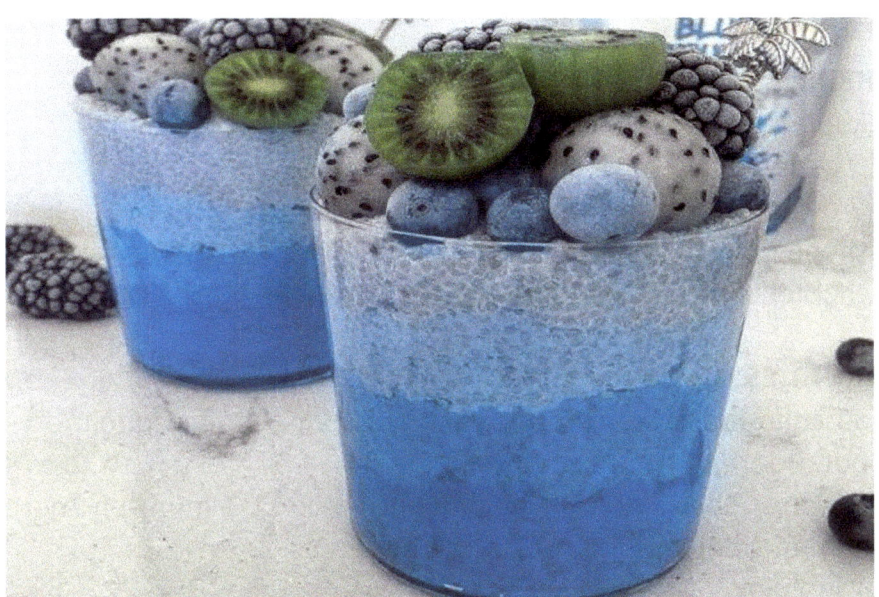

Maakt: 2 porties

INGREDIËNTEN:
- 1 kopje amandelmelk
- 3,5 eetlepels witte chiazaadjes
- 1-2 eetlepels ahornsiroop
- 1 theelepel vanille-essence
- 1 theelepel Blauw Spirulina-poeder

INSTRUCTIES:
a) Doe chiazaad, ahornsiroop, vanille-essence en amandelmelk in een pot. Roeren
b) alles door elkaar en blijf het mengsel elke 2-3 minuten roeren tot het een gelei-achtige substantie heeft
c) samenhang.
d) Meng in drie aparte kommen 2 eetlepels kokosyoghurt met blauwe spirulina
e) poeder voor:
f) De bovenste laag is alleen chiazaadpudding.
g) De lichtste blauwe laag is ⅓ van een theelepel blauw spirulinapoeder
h) Middelste laag ½ theelepel blauw spirulinapoeder
i) Donkerdere laag 1 theelepel blauw spirulinapoeder
j) Voeg ¼ van het chiazaadmengsel toe aan elke blauwe kokosyoghurt en meng er doorheen.
k) Laag de pot. Bewaar de pot in de koelkast.

47. Spirulina ijslolly's

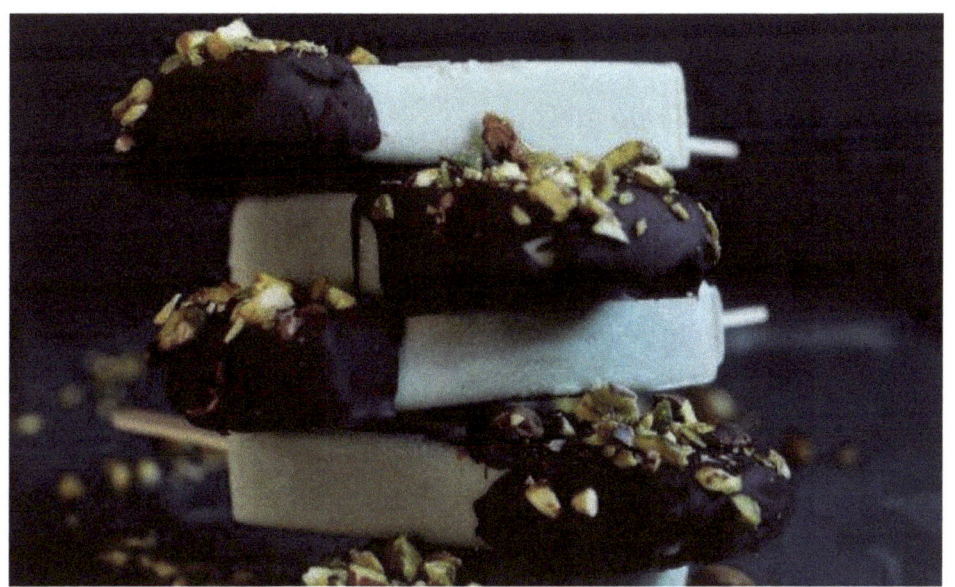

Maakt: 8

INGREDIËNTEN:
- 1 ½ kopje zuivelvrije melk
- 1 kopje groene druiven
- 2 eetlepels limoensap
- 2 eetlepels ahornsiroop min of meer naar smaak
- 1 eetlepel groen spirulinapoeder
- 1 eetlepel baobabpoeder voor extra immuniteitsboost van vitamine C en citrussmaak

INSTRUCTIES:
Roer de spirulina door 2 eetlepels water om het op te lossen. Gooi vervolgens alle ingrediënten in een blender en blend glad.

a) Smaaktest om er zeker van te zijn dat de ijsjes niet te bitter, maar ook niet te zoet zijn. Voeg meer limoensap toe om te zoeten.

b) Voeg melk toe als het te dik is. Je wilt dat het vloeibaar is, zodat de ijslolly's bevriezen tot ijskoude ijslolly's.

c) Eenmaal aangepast, giet in vormen. Zet de vorm ongeveer 30 minuten in de vriezer en steek de stokjes erin.

d) Vries de ijslolly's een nacht in.

e) Uit vormen verwijderen zonder pops te laten smelten is altijd een beetje een uitdaging, vooral met ijzige pops zoals deze.

f) Ik heb de bodem van de vorm onder heet water gehouden en eraan getrokken. Blijf dit doen totdat ik alle pops eruit heb.

48. Kokosnoot Blauwe Spirulina Frambozen Cheesecake

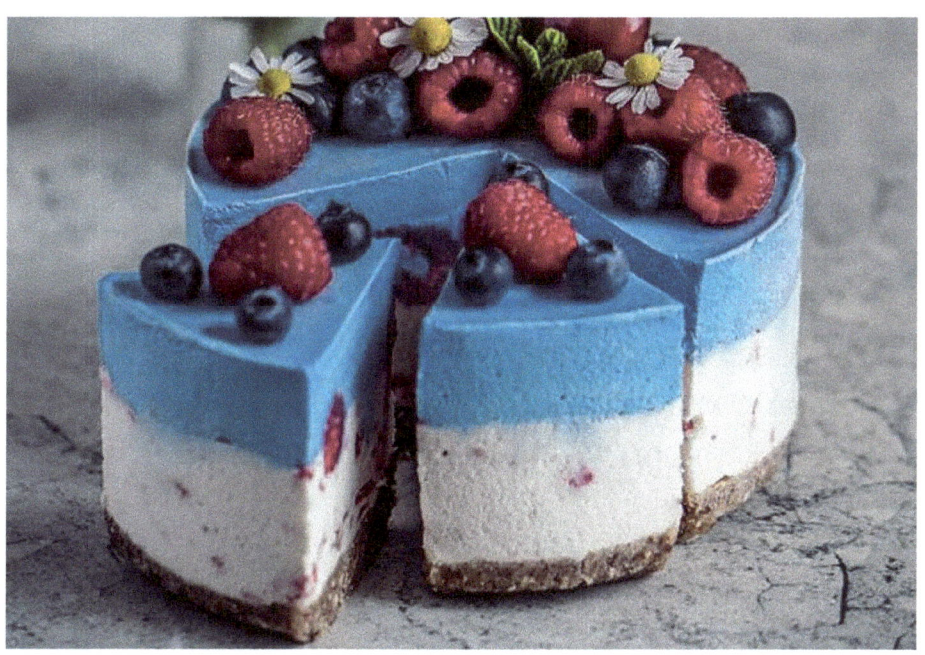

Maakt: 6

INGREDIËNTEN:
KORST
- 80 gram geroosterde amandelen
- 20 g gemalen havermout
- 70 g dadels die minimaal 1 uur in water zijn geweekt

KOKOS EN FRAMBOOS LAAG
- 150 g cashewnoten vooraf geweekt gedurende minimaal 4 uur
- 80 g kokosroom de ingedikte room uit een blikje volle kokosmelk
- 3-4 eetlepels agavesiroop
- 2-3 eetlepels citroensap
- 2 eetlepels kokosolie
- 20 gram geraspte kokos
- 15 g gedroogde frambozen in stukjes
- 100 gram verse frambozen

BLAUWE SPIRULINA LAAG
- 110 g cashewnoten die minstens 4 uur geweekt zijn
- 50 g kokosroom de ingedikte room uit een blikje volle kokosmelk
- 3 eetlepels agavesiroop
- 2 eetlepels kokosolie
- 2-3 eetlepels citroensap
- 1-2 theelepels blauw spirulinapoeder

INSTRUCTIES:
KORST
a) Bekleed de bodem van een panettonevorm 12x10 cm met bakpapier.

b) Doe amandelen, gerolde haver en uitgelekte dadels in de keukenmachine en verwerk tot het mengsel aan elkaar plakt. Pas de zoetheid aan.

c) Als alles gemengd is en het mengsel lekker plakkerig is, druk je het gelijkmatig op de bodem van de voorbereide vorm. Zet de bodem in de koelkast terwijl je de kokos-frambozen laag maakt.

KOKOS EN FRAMBOOS LAAG

d) Giet de cashewnoten af en doe ze in een blender. Voeg kokosroom, agave, citroensap en kokosolie toe en mix op hoge snelheid tot het mengsel romig wordt.

e) Voeg 20 g geraspte kokos toe en mix opnieuw kort tot alles goed gemengd is.

f) Spatel voorzichtig verse en gedroogde frambozen erdoor met een spatel.

g) Giet de vulling over de korst. Zet de cake in de vriezer terwijl je de blauwe spirulina laag maakt.

BLAUWE SPIRULINA LAAG

h) Mix cashewnoten, kokosroom, agave, kokosolie en citroensap op hoge snelheid tot het mengsel romig wordt.

i) Voeg blauw spirulinapoeder toe en meng opnieuw kort tot je de gewenste kleur hebt bereikt.

j) Giet het mengsel voorzichtig op de eerste laag.

k) Zet de cake minimaal 4-5 uur in de vriezer om op te stijven.

l) Bestrooi voor het serveren met verse of bevroren bessen.

49. Spirulina-ijs

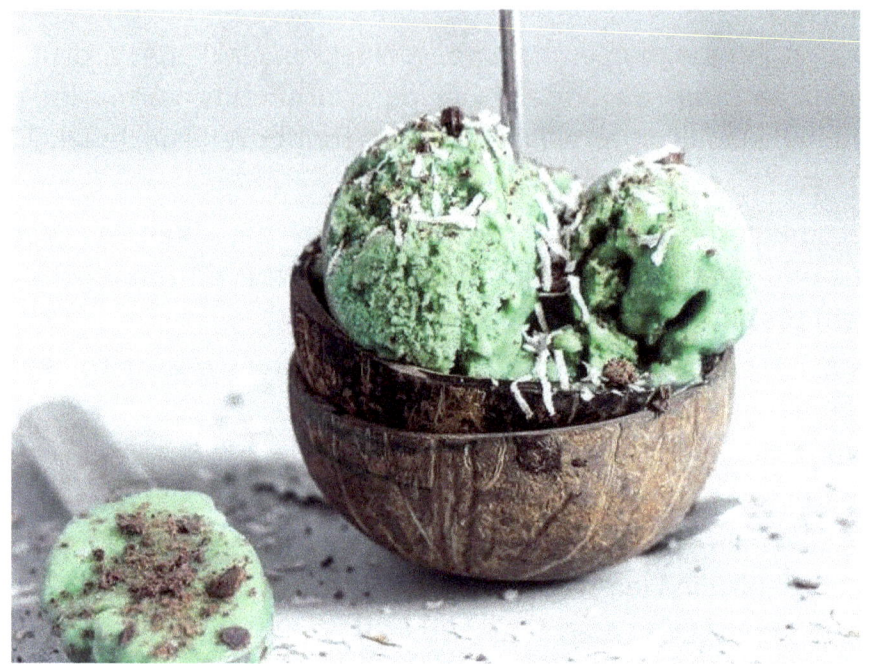

Maakt: 2 porties

INGREDIËNTEN:
- 14 oz volle kokosmelk
- ¼ kopje agavesiroop of ahornsiroop
- 1 theelepel spirulina
- 1 eetlepel cacaobonen

INSTRUCTIES:
a) Meng alle ingrediënten behalve de cacaobonen in een blender.
b) Doe het mengsel in een kom. Dek het af en plaats het minimaal 3-4 uur in de vriezer. Laat het mengsel voor het opdienen 20 minuten ontdooien om het eruit te kunnen scheppen met een middelgrote tot grote koekjeslepel.
c) Strooi er voor het serveren wat cacaonibs over.

50. Gezonde Spirulina-koekjes

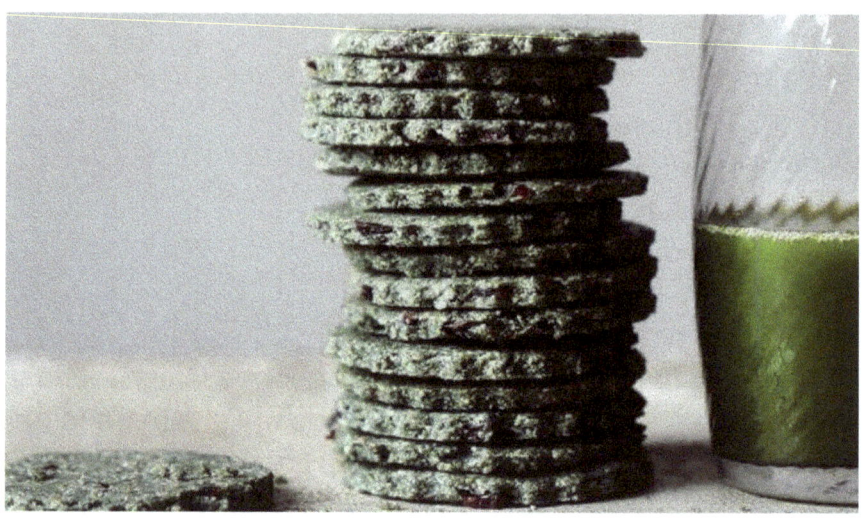

Voor: 8 koekjes

INGREDIËNTEN:
- 1 eetlepel chiazaden
- 100 g Veganistische Boter
- 50 gram witte suiker
- 50 gram bruine suiker
- 1 theelepel vanille-extract
- 100 gram glutenvrij meel
- 10 g maïsmeel
- ½ theelepel Zuiveringszout
- 1,5 eetlepels spirulinapoeder
- ¼ theelepel zout
- 50 g Witte Chocolade of Macadamia Noten

INSTRUCTIES:
a) Verwarm de oven voor op 200°C / 350°F / 160°C hetelucht.
b) Maak een chia-ei door twee en een halve eetlepel heet water aan je chiazaad toe te voegen, goed te mengen en opzij te zetten.
c) Smelt je boter in een pan of magnetron. Voeg de suiker toe en klop tot een gladde massa.
d) Voeg het chia-ei en de vanille toe aan je boter en suiker en meng goed.
e) Zeef de bloem, maïzena, bakpoeder, spirulina en zout in een grote mengkom en meng tot gecombineerd.
f) Giet het natte mengsel erbij en meng goed.
g) Spatel je chocoladestukjes erdoor.
h) Vorm 8 balletjes en leg ze op een met bakpapier beklede bakplaat. Laat ongeveer 4 cm tussen elke bal.
i) Bak gedurende 10 tot 12 minuten tot de randen knapperig beginnen te worden.

51. No-Bake Spirulina Cheesecake

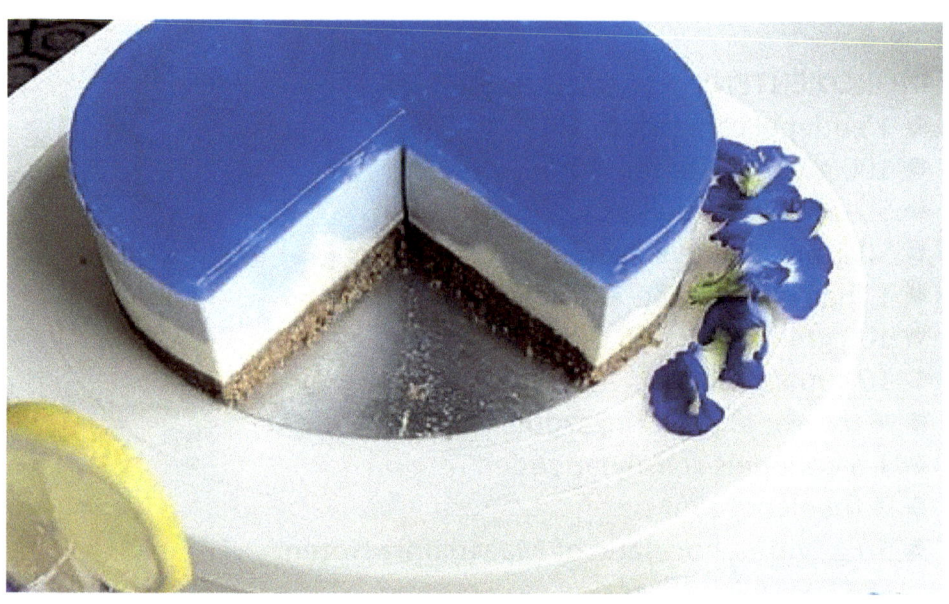

Maakt: 6 porties

INGREDIËNTEN:
- 1 theelepel vanille- of amandelessence

CHEESECAKE VULLING
- 750 gr Zijden Tofu
- 4 g Agar Agar-poeder
- 170 g suikervrije erythritol
- 1,5 theelepel Spirulina-poeder

CHEESECAKE BASIS
- ½ kopje spijsverteringskoekjes
- 65 ml Kokosolie, gesmolten

INSTRUCTIES:
a) Om de cheesecakebodem te maken, plet je de spijsverteringskoekjes in een plastic voedselzak met een deegroller.
b) Breng vervolgens de koekjeskruimels over in een kom, doe er gesmolten kokosolie bij en meng goed.
c) Doe het koekjesmengsel in de cheesecakevorm.
d) Druk de kruimels stevig met de achterkant van een lepel in de bodem om ze te verdichten en een gelijkmatige laag te creëren.
e) Koel het vervolgens een uur in de koelkast of vries het gedurende 30 minuten in totdat de koekjesbodem is uitgehard en uitgehard.
f) Spoel ondertussen de zijden tofu af en laat uitlekken om het pekelwater te verwijderen.
g) Snijd het tofublok in blokjes, doe ze in een keukenmachine en pureer ze tot ze glad en romig zijn.
h) Doe de gemengde tofu in een pan en voeg beetje bij beetje het agarpoeder toe om klontjes te voorkomen, roer tot het is opgenomen.

i) Roer dan de suiker of erythritol-zoetstof erdoor voor een suikerarme optie, gevolgd door de amandel- of vanille-essence als je die gebruikt.

j) Breng het tofumengsel zachtjes aan de kook en laat het 3 minuten op laag vuur sudderen om de agar te activeren.

k) Roer het mengsel terwijl het kookt om te voorkomen dat het aan de bodem van de pan blijft plakken en verbrandt.

l) Schep vervolgens een derde van de tofuroom over de koude koekjesbodem.

m) Tik met de cakevorm op het werkblad om luchtbellen te verwijderen en strijk de tofuvulling glad met een spatel of de achterkant van een lepel.

n) Los in een klein kopje het Spirulina-poeder op in een beetje tofucrème tot je geen klontjes meer hebt.

o) Verwerk vervolgens de blauwe erwtenmix in de resterende tweederde van de tofucrème.

p) Roer goed tot je een uniforme blauwe cheesecake-crème hebt.

q) Giet voorzichtig de blauwe tofucrème over de witte tofulaag.

r) Tik nogmaals met de cakevorm op het werkblad om luchtbellen te verwijderen en strijk de blauwe tofuvulling waterpas met een spatel of de achterkant van een lepel.

s) Wikkel de vorm in huishoudfolie en zet de spirulina-cheesecake 2-3 uur in de koelkast of tot de vulling gestold is.

t) Plaats de vorm op een hoog glas, ontgrendel of maak de ring van de taartvorm los en schuif hem voorzichtig naar beneden.

u) Zodra de spirulina-cheesecake vrij is, leg je hem op een serveerschaal, verwijder je de bodem van de cakevorm en garneer je de cake naar wens.

52. Spirulina Meringue Mandjes

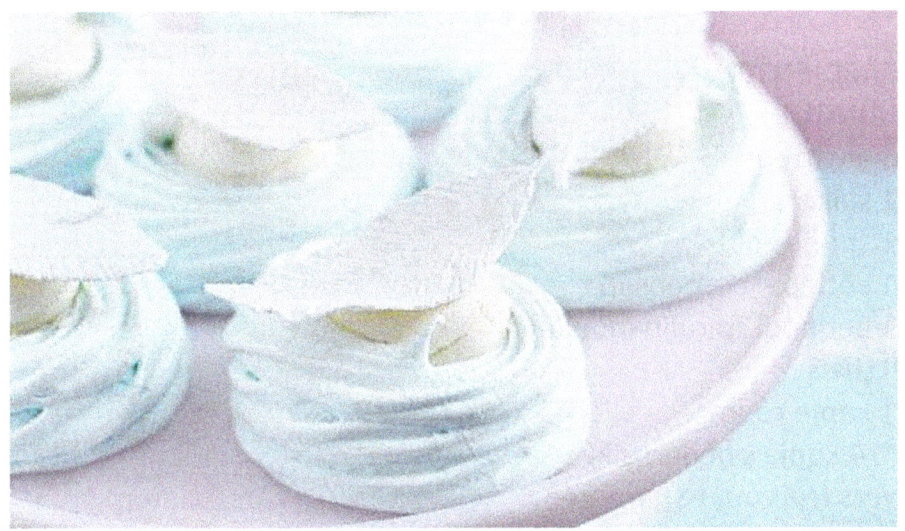

Maakt: 11

INGREDIËNTEN:
MERINGUE
- 3 eiwitten
- 1 suiker
- 1 snufje zout
- 1 eetlepel citroensap
- 1 eetlepel spirulinapoeder

VULLING
- 1 kopje room
- 1/4 kopje poedersuiker
- vers fruit om te garneren

INSTRUCTIES

a) Voeg eiwitten toe aan een mengkom. Helemaal geen eigeel. Meringue houdt niet van oliën; daarom zullen eventuele eidooier- of olieresten het resultaat beïnvloeden.

b) Mix de eiwitten tot ze wit en schuimig zijn.

c) Voeg langzaam suiker toe terwijl je de eiwitten continu mixt. Witte suiker zorgt voor een heldere kleur en geeft de meringue een stevigere textuur.

d) Voeg citroensap, spirulinapoeder toe en mix tot stijve pieken.

e) Doe de meringue in een spuitzak met een open spuitmondje. Spuit meringuemandjes op een bakplaat bekleed met siliconenmat of bakpapier. Spuit eerst een ronde basis en daarop drie ringen. Meringue kan bij kamertemperatuur smelten, dus werk snel.

f) Bak de meringuemandjes ongeveer 3 uur op 210 Fahrenheit.

g) Controleer met een tandenstoker of de meringue helemaal uitgedroogd is. De tandenstoker moet er droog en schoon uitkomen.

h) Meng voor de vulling de slagroom met poedersuiker tot een stijve massa.

i) Vul de meringuemandjes met de room en versier ze met vers fruit.

53. Spirulina-ijs

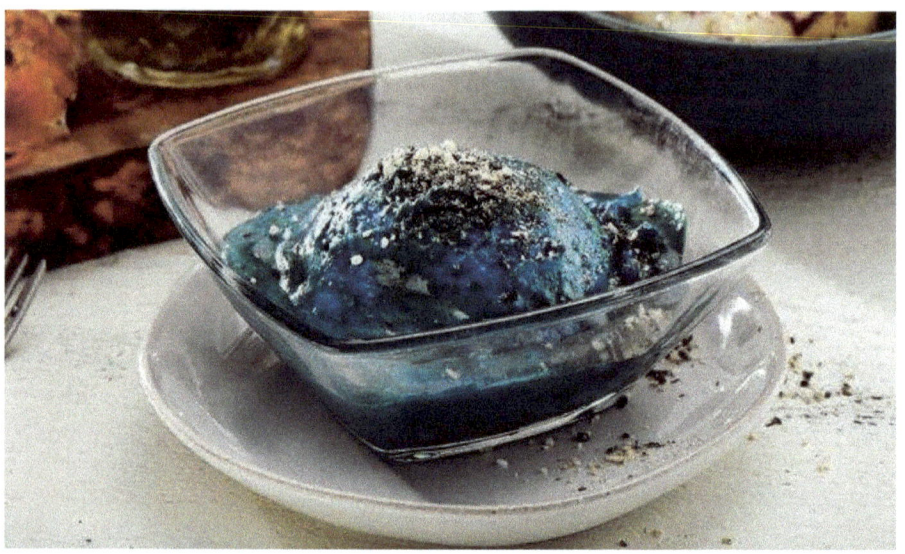

INGREDIËNTEN:
- 600 ml ingedikte room
- 1 blikje gecondenseerde melk
- 2 theelepels spirulinapoeder

INSTRUCTIES
a) Klop slagroom tot verdikt.
b) Voeg gecondenseerde melk en blauwe erwtenpoeder toe en blijf mixen tot het gecombineerd is.
c) Breng over in een container en vries in tot het stevig is.
d) Serveer op zichzelf of met fruit of andere toppings.

54. Spirulina Crêpe Taart

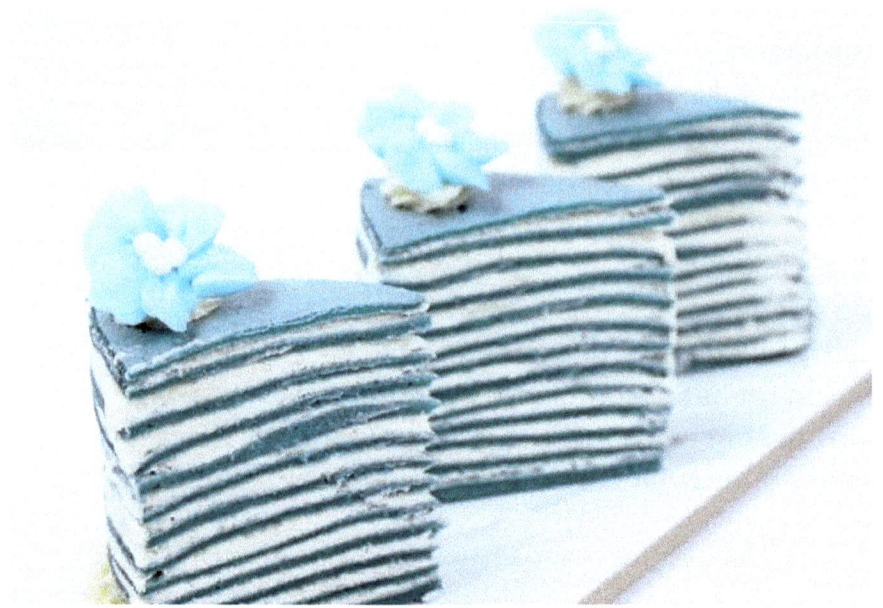

Voor: 12 pannenkoeken

INGREDIËNTEN:
VOOR HET CREPE-BESLAG:
- 1½ kopje bloem voor alle doeleinden
- 3 theelepels Spirulina-poeder
- 1 Eetlepel Maïzena
- 3 Eetlepels Suiker
- 1 theelepel bakpoeder
- ¼ theelepel Zout
- 3 Eetlepels Vegan Boter gesmolten
- 2 kopjes Sojamelk
- 1 theelepel vanille-extract
- Slagroom

INSTRUCTIES:
VOOR HET CREPE-BESLAG:
a) Combineer alle ingrediënten voor het crêpebeslag in een hogesnelheidsblender of keukenmachine en mix glad
b) Laat het 30 seconden draaien en schraap de zijkanten van de blenderkan schoon voor een gelijkmatige mix
c) Giet het beslag in een bak en zet het minstens 1 uur of een nacht in de koelkast
d) Roer het krachtig voordat u de pannenkoeken bakt.
e) Met een pannenkoekenpan of koekenpan met een diameter van 15 cm en een anti-aanbaklaag, laat je het heet worden op middelhoog tot hoog vuur.
f) Spuit het lichtjes in met kookspray en giet dan een klein beetje ¼ kopje crêpebeslag in de hete pan en kantel het dan helemaal rond om het beslag gelijkmatig te verdelen.
g) Bak ongeveer 1-2 minuten en maak dan de randen los met een kleine spatel en draai hem voorzichtig om om de andere kant te bakken.

h) Pas op dat de pannenkoeken niet bruin worden, je wilt de levendige blauwe kleur behouden, dus je zult je hitte in de gaten moeten houden

i) Breng de gekookte pannenkoeken over in een met bakpapier beklede bakplaat

j) Herhaal het proces totdat alle pannenkoeken gaar zijn met een heel klein beetje vet tussen elke pannenkoek.

k) Leg de pannenkoeken op de bakplaat met perkament tussen elke laag. Stapel de gekookte pannenkoek niet op elkaar zonder bakpapier.

l) Zodra de pannenkoeken zijn afgekoeld, kun je de cake bouwen met 2 ons botercrème of slagroom tussen elke laag

55. spirulina Kokosijsjes

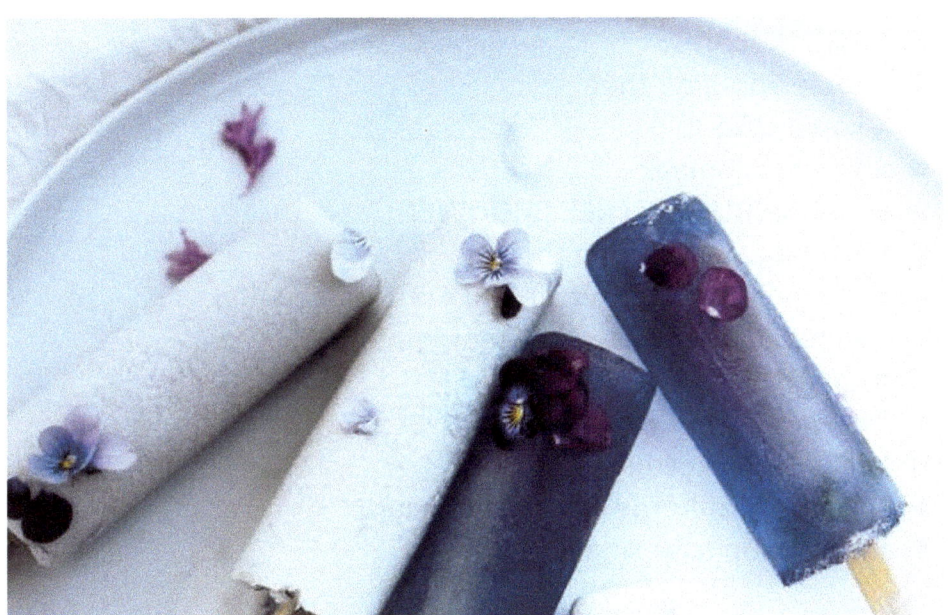

INGREDIËNTEN:
BLAUWE IJSJES:
- 1 kopje Spirulina-thee
- ¼ kopje sake
- suiker naar smaak

BLAUWE SPIRULINA THEE BROUWEN:
- 1 TBS blauwe Spirulina thee
- 1 kop gefilterd heet water 100°C 3-5 min
- laat het afkoelen tot kamertemperatuur

KOKOSNOOT:
- 1 blikje kokoscrème
- 1 zaadje vanillestokje
- nigori - ongefilterde sake naar smaak
- ahornsiroop naar smaak

INSTRUCTIES:
a) Meng de ingrediënten voor de blauwe ijslolly .
b) Meng de ingrediënten voor de kokosijslolly .
c) Giet het mengsel in de ijslollyvormpjes.
d) 8 uur invriezen.
e) Laat de buitenkant van de vormpjes onder stromend water lopen.
f) Haal de ijslolly's uit de vormpjes.
g) Genieten!

56. Bosbessen Spirulina Parfait

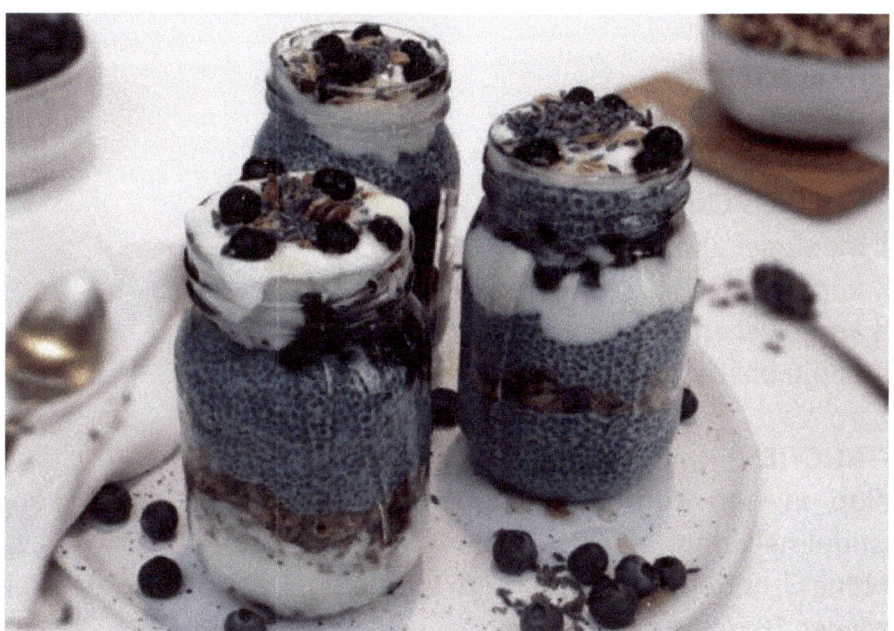

Maakt: 1

INGREDIËNTEN:
- 1 theelepel Spirulina-poeder
- ⅔ kopje Amandelmelk
- 3 eetlepels Chiazaad
- 1 theelepel ahornsiroop
- ¼ kopje muesli
- ½ kopje veganistische yoghurt
- ¼ kopje bosbessen

INSTRUCTIES:
a) Klop in een kom 1 theelepel spirulinapoeder en ⅔ kopje amandelmelk door elkaar.
b) Meng 3 eetlepels chiazaad en 1 theelepel ahornsiroop en laat ongeveer 10 minuten staan.
c) Om de parfait samen te stellen, begin je met chiapudding op de bodem van een glas.
d) Voeg ¼ kopje muesli toe. Voeg ½ kopje plantaardige vanilleyoghurt toe.
e) Garneer voor het serveren met ¼ kopje bosbessen en strooi er een paar extra stukjes granola over. Genieten!

57. Spirulina Pandancake

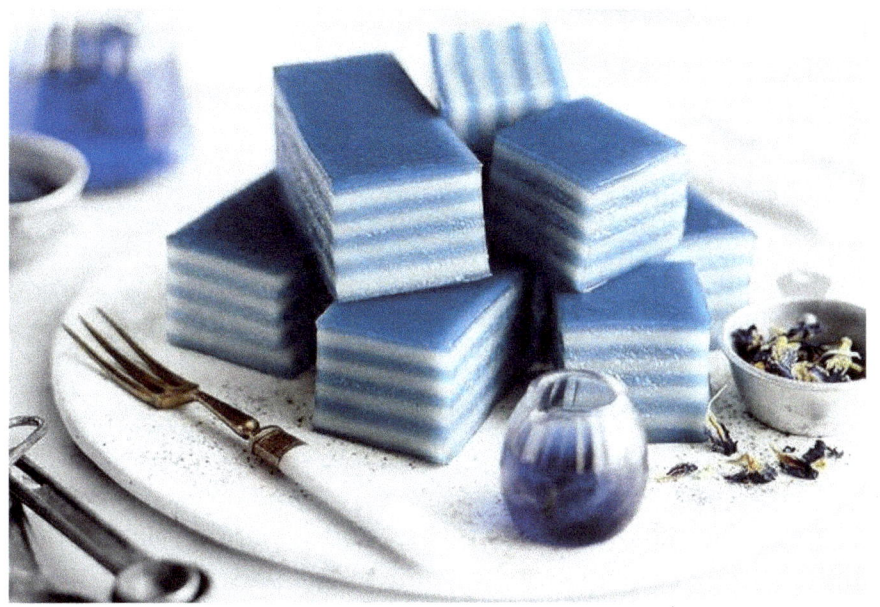

INGREDIËNTEN:
- 1 ½ kopje water
- 2 ½ kopje kokosmelk
- 3 pandanblaadjes, geknoopt
- 1 ½ smaragdgroene pandanbladpoeder
- ¾ kopje suiker naar keuze
- ½ theelepel zout
- 2 kopjes tapiocameel
- ¾ kopje rijstmeel
- ¾ kopje gewone bloem
- 2 theelepels Spirulina poeder opgelost in 2 theelepels water

INSTRUCTIES:

a) Meng water, kokosmelk, suiker, zout, pandanbladeren en Emerald Pandan Leaf Powder in een grote pan tot de suiker is opgelost. Zet het vuur uit, laat het mengsel volledig afkoelen.

b) Meng in een mengkom tapiocameel, rijstmeel en gewone bloem. Opzij zetten.

c) Gooi pandanblaadjes weg van het kokosmelkmengsel. Voeg geleidelijk het kokosmengsel toe aan het droge mengsel met een handgarde. Klop tot een gladde massa en combineer. Zeef het mengsel vervolgens door een zeef.

d) Verdeel het mengsel in twee gelijke porties, voeg opgelost Spirulina-poeder toe aan één portie, waarbij één portie wit blijft.

e) Bekleed een taartvorm met bakpapier en plaats deze in de stomer.

f) Gebruik maatbekers van dezelfde maat om de mengsels op te lepelen.

g) Begin met blauwe kleur, dan wit en blauw. Giet ½ kopje blauw beslag in de pan. Stoom gedurende 5 minuten.

h) Giet vervolgens witte laag in en stoom gedurende 5 minuten. Herhaal deze reeks totdat je 9 lagen krijgt. Stoom ten slotte gedurende 15 minuten.

i) Laat het minstens 4 uur afkoelen voordat je het aansnijdt. Gebruik een geolied mes om de cake aan te snijden en geniet ervan!

58. Spirulina Marmeren Bundt

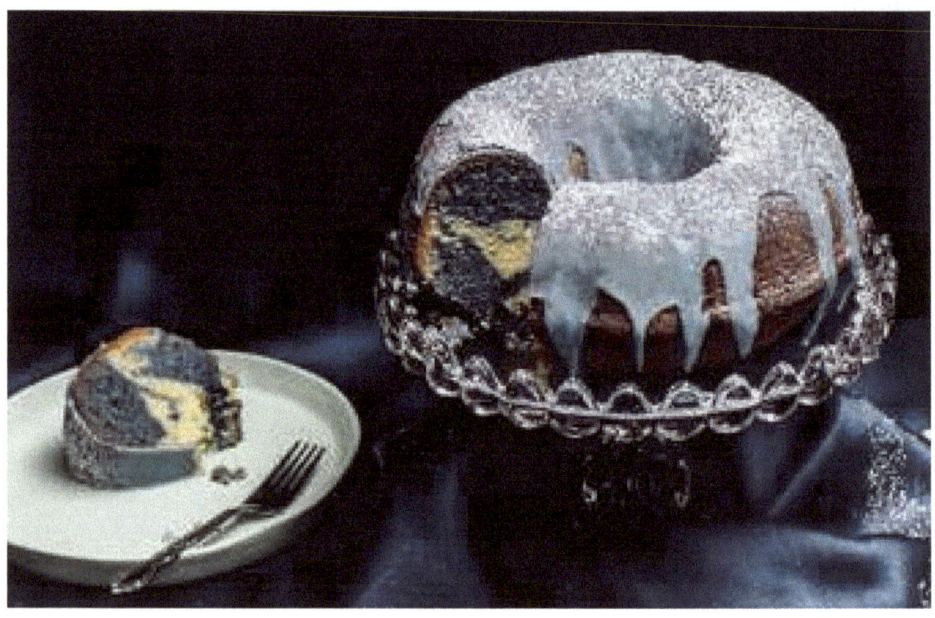

Maakt: 1 Bundt

INGREDIËNTEN
Spirulina poeder MARMEREN BUNDT
- 3½ kopje bloem voor alle doeleinden
- 4 theelepels bakpoeder
- ¾ theelepel zout
- ¾ kopje ongezouten boter op kamertemperatuur
- ½ kopje plantaardige olie
- 1¾ kopjes kristalsuiker
- 3 eieren + 2 eiwitten kamertemperatuur
- 4 theelepels vanille
- 1½ kopje karnemelk
- 1 eetlepel Spirulina-poeder
- 1 eetlepel melk

VANILLE GLAZUUR
- 1½ kopje poedersuiker
- 1 theelepel Spirulina-poeder
- ½ theelepel vanille
- 2-4 eetlepels melk

INSTRUCTIES
Spirulina poeder MARMEREN BUNDT
a) Verwarm de oven voor op 350°F / 175°C. Beboter en bestuif royaal een Bundt-pan met een inhoud van 12 kopjes.
b) Klop in een middelgrote kom de bloem, bakpoeder en zout door elkaar. Opzij zetten.
c) Klop de boter, olie en suiker in de kom van een keukenmixer met een peddelbevestiging in 5 minuten licht en luchtig.
d) Schraap de zijkanten van de kom schoon en voeg ei voor ei toe, klop 20 seconden tussen elke toevoeging. Voeg de vanille toe met het laatste ei.
e) Wissel af tussen het toevoegen van het bloemmengsel en de karnemelk. Spatel ⅓ van het bloemmengsel erdoor, dan ½ van de

karnemelk, ⅓ van de bloem, de resterende ½ van de karnemelk en de resterende ⅓ van de bloem.

f) Verwijder ~ 3 kopjes beslag en plaats het in een middelgrote kom. Meng in een kleine kom het Spirulina-poeder en de melk. Meng voor de 3 kopjes voorzichtig het Spirulina-poedermengsel tot het beslag helemaal blauw is.

g) Verdeel ~⅓ van het vanillebeslag gelijkmatig over de Bundt. Gebruik ~⅓ van het blauwe beslag om grote klodders over de vanille te leggen en gebruik dan een mes om het blauw voorzichtig rond te draaien.

h) Voeg nog een ⅓ van de vanille toe, herhaal de klodders en draai twee keer, eindig met het blauwe beslag erop.

i) Bak gedurende 50-60 minuten, tot een mes dat in de tulband is gestoken er schoon of met slechts een paar vochtige kruimels uit komt.

j) Laat de cake 10-15 minuten in de vorm afkoelen. Zodra de pan voldoende is afgekoeld om aan te raken, draai je de cake om op een schoon oppervlak. Laat de cake volledig afkoelen voor het glazuur.

VANILLE GLAZUUR

k) Meng in een kom alle ingrediënten, te beginnen met 2 eetlepels melk. Voeg zo nodig meer melk toe om de gewenste consistentie te krijgen.

l) Giet het glazuur gelijkmatig over de taart.

m) Optioneel: Giet 1 theelepel witte voedingskleurstof in een kom. Gebruik een penseel om de cake te spikkelen. Garneer met rozenblaadjes en hagelslag van witte suikerparels.

n) Serveer en geniet!

59. Banaan Spirulina Nice Cream

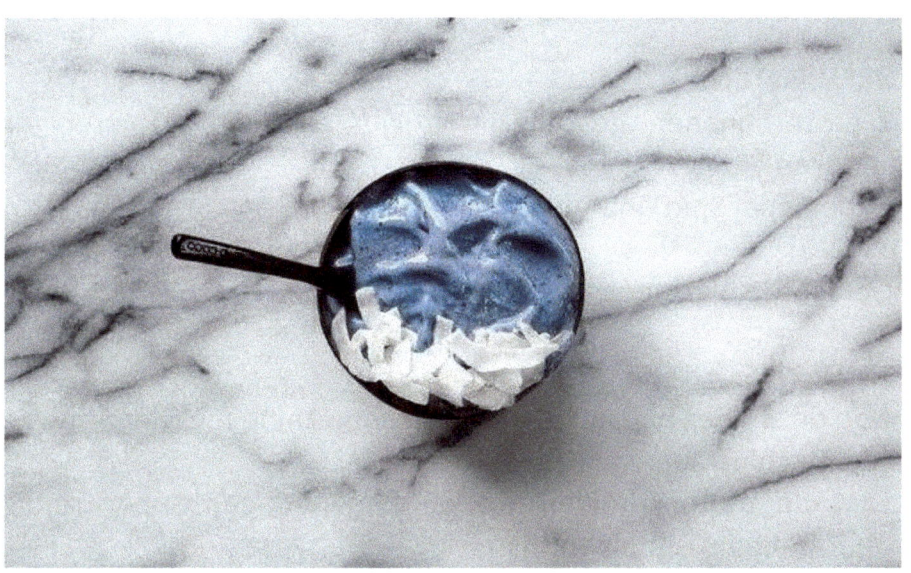

Maakt: 2-3 porties

INGREDIËNTEN:
- 2 grote bananen, geschild, in stukjes gesneden en vervolgens ingevroren
- 1 theelepel Spirulina-poeder

TOPPING:
- Geraspte Kokosnoot

INSTRUCTIES:
a) Doe de stukjes banaan in een keukenmachine met het S-mes en zet de machine aan.
b) Laat de motor draaien tot de bananen een super romige textuur hebben, net als softijs.
c) Nadat de bananen romig zijn geworden, voeg je Spirulina-poeder toe en mix je.
d) Serveer direct met geraspte kokos.

60. Spirulina en frambozenvrienden

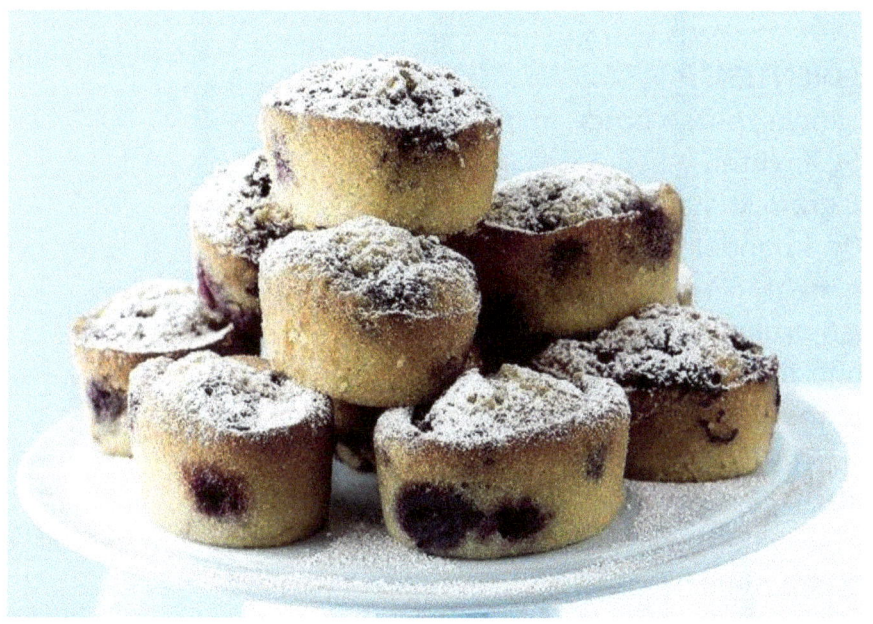

Maakt: 4

INGREDIËNTEN:
- 95 g ongezouten boter, in blokjes
- 135g eiwitten
- 150 gram kristalsuiker
- 100g amandelmeel
- 60g meel
- 12g Spirulina-poeder
- snufje zout
- Optioneel: Verse/bevroren frambozen

INSTRUCTIES:
a) Vet je muffinvormpjes grondig in met boter en bestuif er spaarzaam meel over.
b) Verhit de boter in een pan op laag-middelhoog vuur en laat deze goudbruin bakken.
c) Zet het vuur uit en haal het van het vuur zodra het goudbruin is, anders gaat het heel snel van goudbruin naar zwart.
d) Laat afkoelen tot kamertemperatuur terwijl je de rest van de ingrediënten klaarmaakt.
e) Doe suiker, bloem en gemalen amandelen, Spirulina-poeder en zout in een kom.
f) Klop de droge ingrediënten een beetje los.
g) Voeg de boter toe en klop om te combineren.
h) Voeg de eiwitten langzaam toe terwijl je blijft kloppen tot ze zijn opgenomen. Je hoeft niet te veel volume in de eiwitten te creëren. Ik doe dit allemaal met de hand, want je hebt alleen het beslag nodig om samen te komen.
i) Schep het friandbeslag in de ingevette muffinvormpjes. Plaats een framboos in het midden van de vriend. Bak in een voorverwarmde oven van 190 graden gedurende ongeveer 15 minuten, of tot het terug veert om aan te raken.

j) Laat het iets afkoelen in de muffinvormpjes voordat je het uit de vorm haalt. Laat ze voor het serveren volledig afkoelen op een rooster.

61. **Spirulina Truffels**

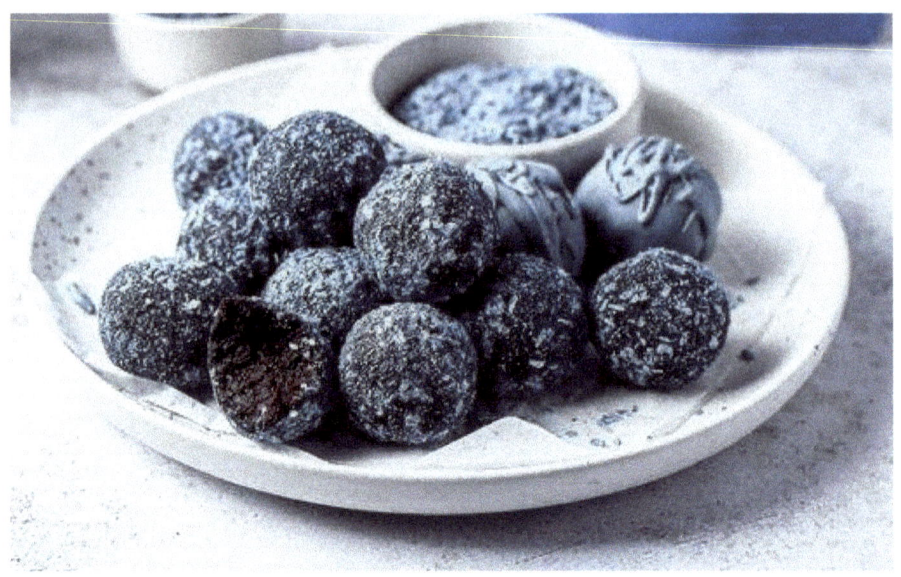

Voor: ongeveer 50 truffels

INGREDIËNTEN:
- 225 gram slagroom
- ¼ kopje ahornsiroop
- 2 eetlepels bruine suiker
- 1 eetlepel Spirulina, plus nog een eetlepel om te bestuiven
- 340 gram bitterzoete chocolade, fijngehakt
- Snufje koosjer zout

INSTRUCTIES:
a) Breng de room aan de kook in een kleine steelpan op zacht vuur, voeg de ahornsiroop en bruine suiker toe en roer tot ze zijn opgelost, ongeveer 2 minuten.
b) Voeg 1 eetlepel Spirulina toe, roer tot het is opgelost en zet opzij.
c) Doe de chocolade in een grote mengkom en giet het roommengsel erbij. Meng goed en giet het mengsel op een met bakpapier beklede bakplaat. Strijk het glad met een rubberen spatel.
d) Koel ongeveer een uur in de koelkast.
e) Schep met een lepel een volle theelepel uit de kom en maak er met je handpalmen een bal van.
f) Herhaal dit totdat alle chocolade is gebruikt - je zou ongeveer 50 truffels moeten hebben.
g) Leg ze op een schaal of bord en bestuif ze met de extra Spirulina, met behulp van een fijne zeef.
h) Werk af met een heel lichte sprenkel spirulina.

62. Spirulina Thee Fudge

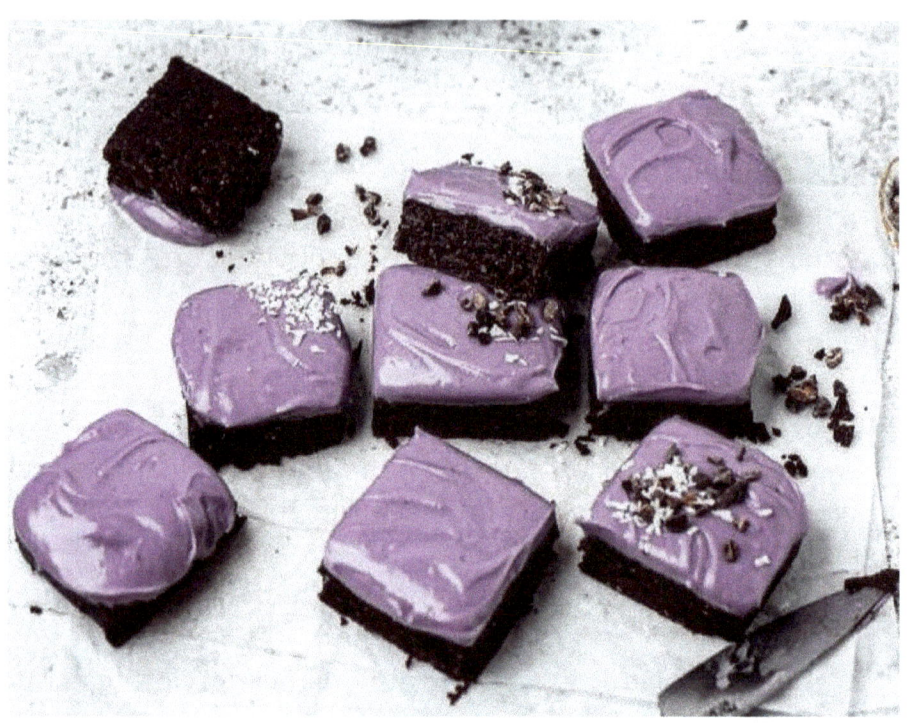

Maakt: 4

INGREDIËNTEN:
- 85 g Geroosterde amandelboter
- 60 gr Havermeel
- 1 kopje ongezoete vanille amandelmelk
- 168 g eiwitpoeder
- 4 ons Donkere chocolade, gesmolten
- 4 theelepels Spirulina-poeder
- 1 theelepel stevia-extract
- 10 druppels Citroen

INSTRUCTIES:
a) Smelt boter in een pan en voeg havermeel, spirulina, eiwitpoeder, citroendruppels en stevia toe. Goed mengen.
b) Giet nu melk en roer constant tot alles goed gecombineerd is.
c) Breng het mengsel over in een broodvorm en zet het in de koelkast tot het hard is geworden.
d) Besprenkel de gesmolten chocolade erover en zet opnieuw in de koelkast tot de chocolade stevig is.
e) Snijd in 5 repen en geniet ervan.

63. Spirulina Pompoen Crème

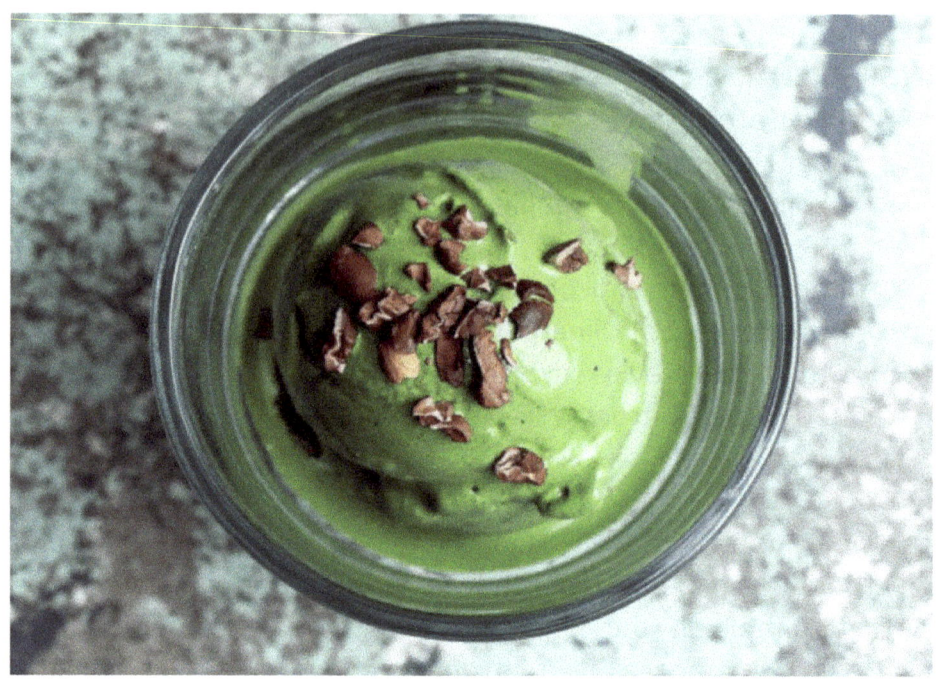

Maakt: 2

INGREDIËNTEN:
- 1 blik ingevroren pompoen uit blik
- Kokosnootwater
- 2 datums
- 1 Eetlepel Spirulina-poeder

INSTRUCTIES:
a) Doe alle ingrediënten door je keukenmachine
b) Serveer in een mooie schaal
c) Versier met de topping naar keuze.

64. Avocado Spirulina Lekker Crème

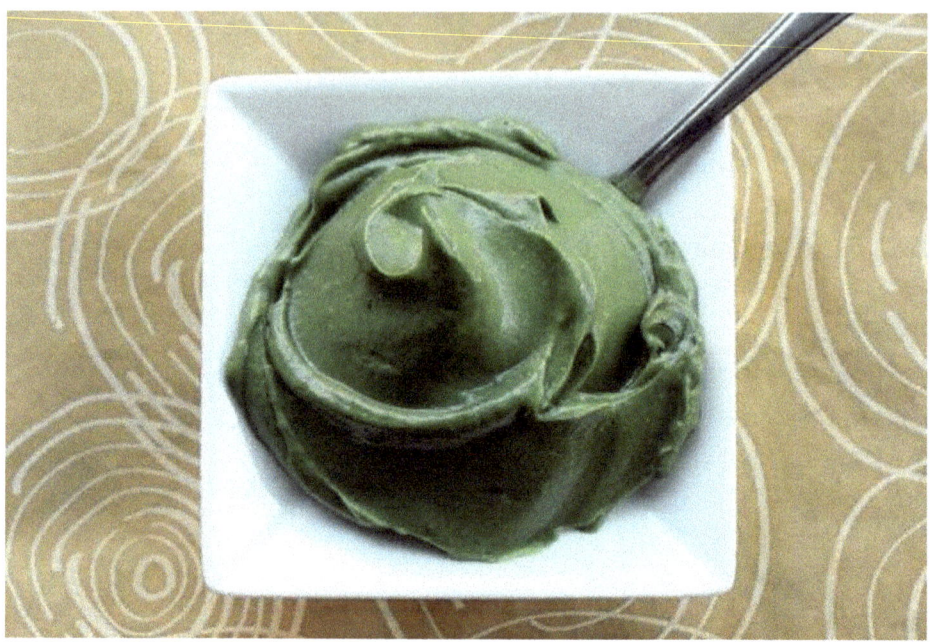

Maakt: 2-3 porties

INGREDIËNTEN:
- 2 avocado's, geschild, in plakjes gesneden en ingevroren
- 1 theelepel Spirulina-poeder

INSTRUCTIES:
a) Pureer avocado tot je een super romige textuur hebt, net als softijs.
b) Voeg Spirulina-poeder toe en meng.
c) Serveer onmiddellijk.

65. spirulina Bessen Bekers

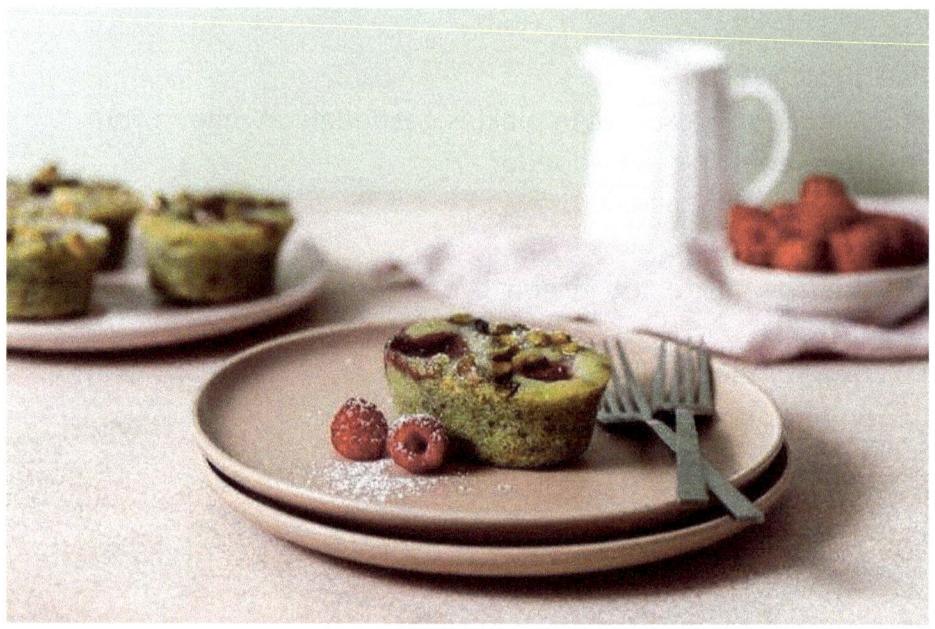

Maakt: 4

INGREDIËNTEN:
- 95 g ongezouten boter, in blokjes
- 135g eiwitten
- 150 gram kristalsuiker
- 100g amandelmeel
- 60g kikkererwtenmeel
- 12g spirulina
- snufje zout
- Bessen

INSTRUCTIES:

k) Vet je muffinvormpjes in met boter en bestuif ze met bloem.

l) Verhit de boter in een pan op laag-middelhoog vuur.

m) Zet het vuur uit en haal het van het vuur zodra het goudbruin is.

n) Doe suiker, kikkererwtenmeel en gemalen amandel, spirulinapoeder en zout in een kom.

o) Klop de droge ingrediënten een beetje los.

p) Voeg de boter toe en klop om te combineren.

q) Voeg de eiwitten langzaam toe terwijl je blijft kloppen tot ze zijn opgenomen.

r) Schep het beslag in de ingevette muffinvormpjes.

s) Plaats een bes in het midden.

t) Bak in een voorverwarmde oven van 190 graden gedurende ongeveer 15 minuten, of tot het terug veert om aan te raken.

u) Laat het iets afkoelen in de muffinvormpjes voordat je het uit de vorm haalt.

v) Laat ze voor het serveren volledig afkoelen op een rooster.

66. spirulina Kokosballetjes

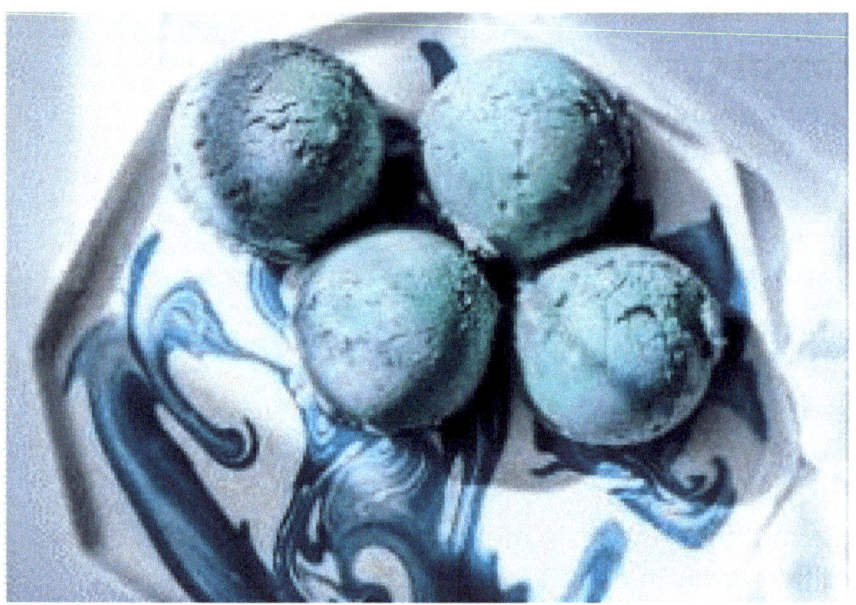

Maakt: 50

INGREDIËNTEN:
- 225 gram kokoscrème
- ¼ kopje ahornsiroop
- 2 eetlepels bruine suiker
- 1 eetlepel Spirulina, plus nog een eetlepel om te bestuiven
- 340 gram bitterzoete chocolade, fijngehakt
- Zout of koosjer zout

INSTRUCTIES:
i) Breng de room aan de kook in een kleine steelpan op zacht vuur, voeg de ahornsiroop en bruine suiker toe en roer tot ze zijn opgelost, ongeveer 2 minuten.
j) Voeg 1 eetlepel Spirulina toe, roer tot het is opgelost en zet opzij.
k) Doe de chocolade in een grote mengkom en giet het roommengsel erbij.
l) Meng goed en giet het mengsel op een met bakpapier beklede bakplaat. Strijk het glad met een rubberen spatel.
m) Koel ongeveer een uur in de koelkast.
n) Schep met een lepel een volle theelepel uit de kom en maak er met je handpalmen een bal van.
o) Leg ze op een schaal of bord en bestuif ze met de extra Spirulina, met behulp van een fijne zeef.

AUCES

67. Spirulina-hummus

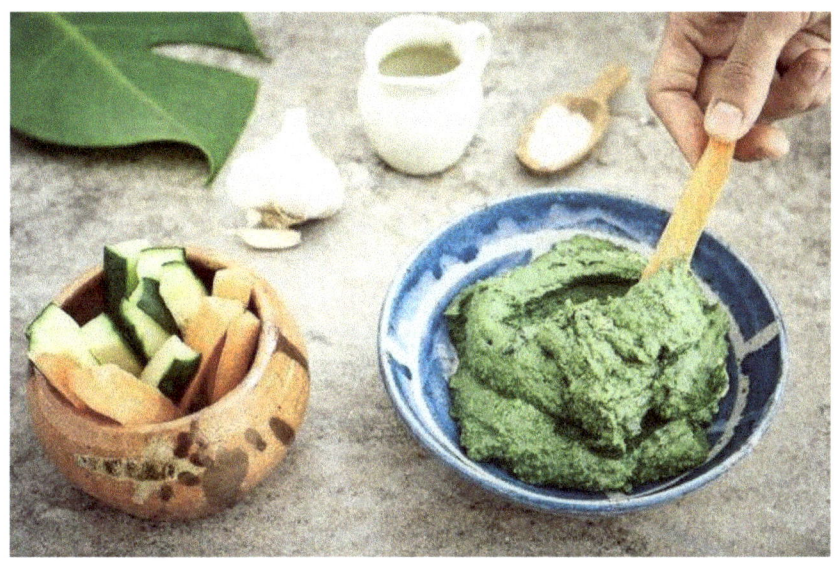

Maakt: 2 porties

INGREDIËNTEN:
- 1 blik kikkererwten, uitgelekt, vocht gereserveerd
- 1 eetlepel olijfolie
- 2 theelepels tahini
- 1 eetlepel vers geperst citroensap
- 1 teentje knoflook, geperst
- ½ theelepel zout

INSTRUCTIES:
a) Doe de kikkererwten, olijfolie, tahini, citroensap, knoflook en zout in een keukenmachine.
b) Zet de keukenmachine aan en giet langzaam wat van het bewaarde kikkererwtenvocht erbij terwijl de machine draait.
c) Als het mengsel volledig gemengd en glad is, breng het dan over in een serveerschaal.

68. Spirulina Guacamole Dip

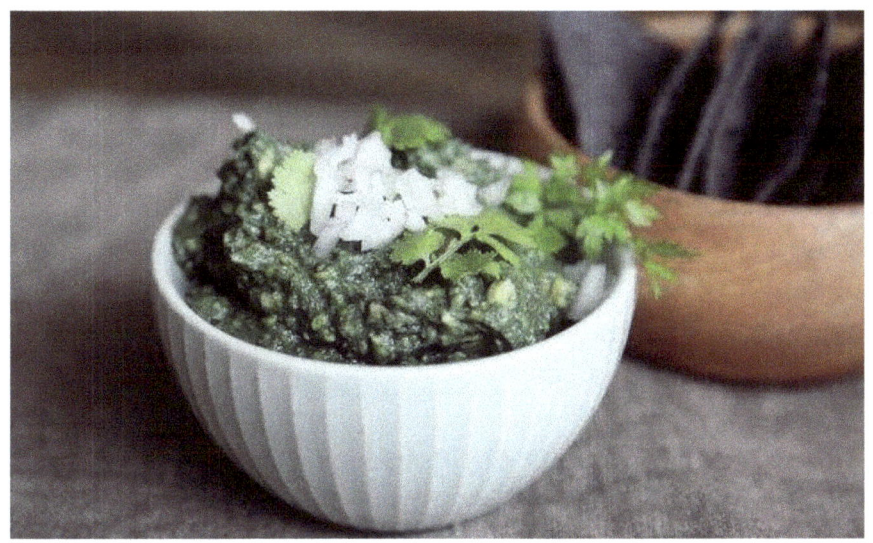

Maakt: 2 porties

INGREDIËNTEN:
- 2 avocado's, ontpit
- Sap van 1 citroen
- Sap van 1 limoen
- 1 teentje knoflook, grof gehakt
- 1 middelgrote gele ui, grof gehakt
- 1 jalapeno, in plakjes
- 1 kopje korianderblaadjes
- 3 eetlepels spirulina
- 1 tomaat zonder zaadjes en in stukjes gesneden of ½ kopje druiventomaten, gehalveerd
- Zout en peper naar smaak

INSTRUCTIES:
a) Doe alle ingrediënten, behalve de tomaten, in een blender en mix tot ze gecombineerd zijn.
b) Roer de tomaten erdoor en breng op smaak.

69. Spirulina-pesto

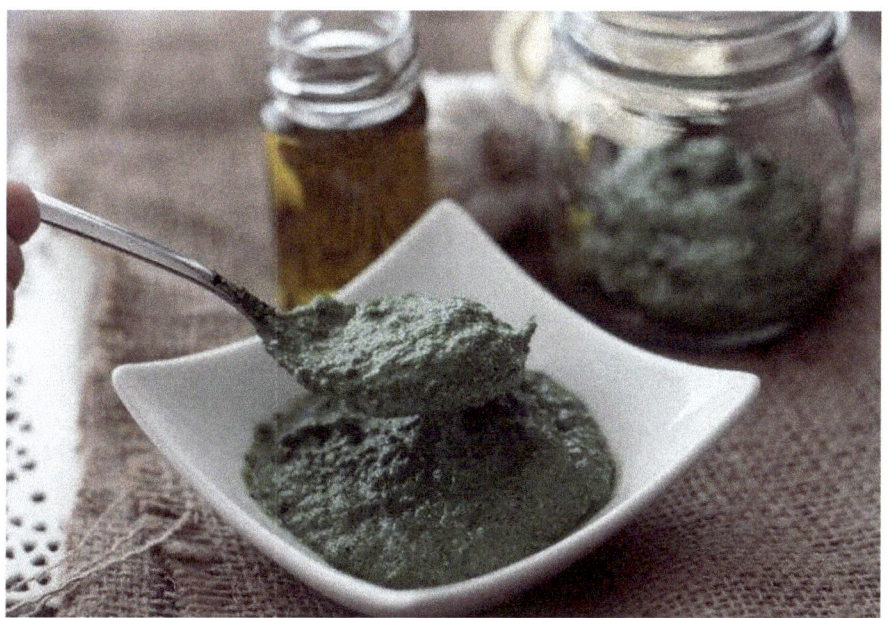

Maakt: 2 porties

INGREDIËNTEN:
- 1 pakje verse basilicumblaadjes
- 3-5 eetlepels vergine olijfolie
- 2 eetlepels Parmezaanse kaas
- 3 teentjes knoflook
- 2 theelepels Spirulina
- Snufje zout
- 2 ons pijnboompitten, macadamianoten, amandelen of walnoten

INSTRUCTIES:
a) Meng alle ingrediënten.

70. Spirulina paté

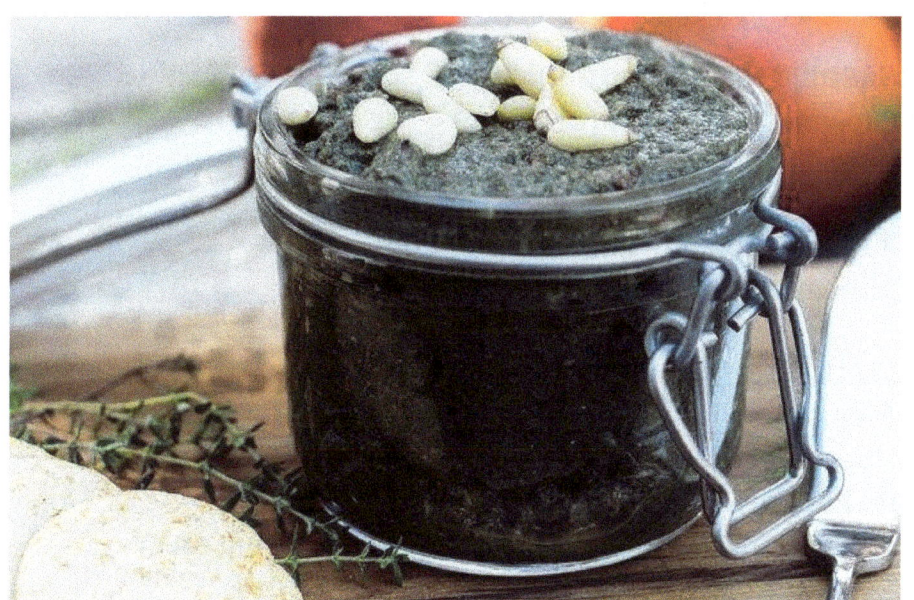

Maakt: 2 porties

INGREDIËNTEN:
- Sap van een halve citroen
- 1 theelepel sojasaus
- 1 eetlepel olijfolie
- 1 teentje geplette knoflook
- 1 theelepel spirulina

INSTRUCTIES:
a) Meng de spirulina met de knoflook.
b) Voeg het citroensap en de sojasaus toe en meng goed met een vork. Roer de olijfolie erdoor.
c) Serveer op toast of crackers met plakjes tomaat en ui.

71. Verse salsa en spirulina

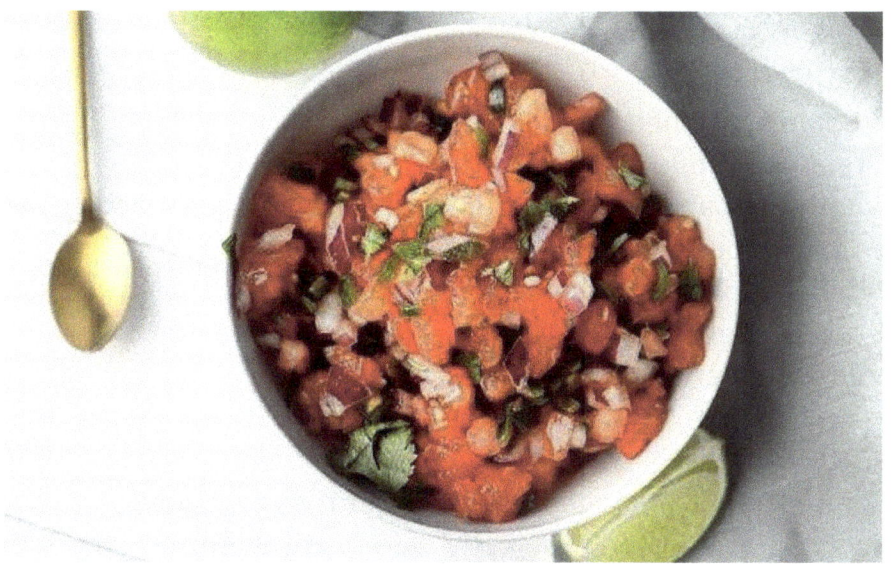

Maakt: 2 porties

INGREDIËNTEN:
- ½ kopje fijngesneden ui
- 2 teentjes knoflook, fijngehakt
- 3 Roma-tomaten, pel en verwijder de zaadjes. gesneden
- 1-2 chilipepers, kies je favoriete soort.
- Een handvol gehakte verse koriander
- 1 tot 2 eetlepels limoensap
- zout en peper

INSTRUCTIES:
a) Combineer alle ingrediënten in een kom en roer goed.
b) Koel 2 uur in de koelkast, voor smaakinfusie, voor het opdienen.

72. Spirulina Saladedressing

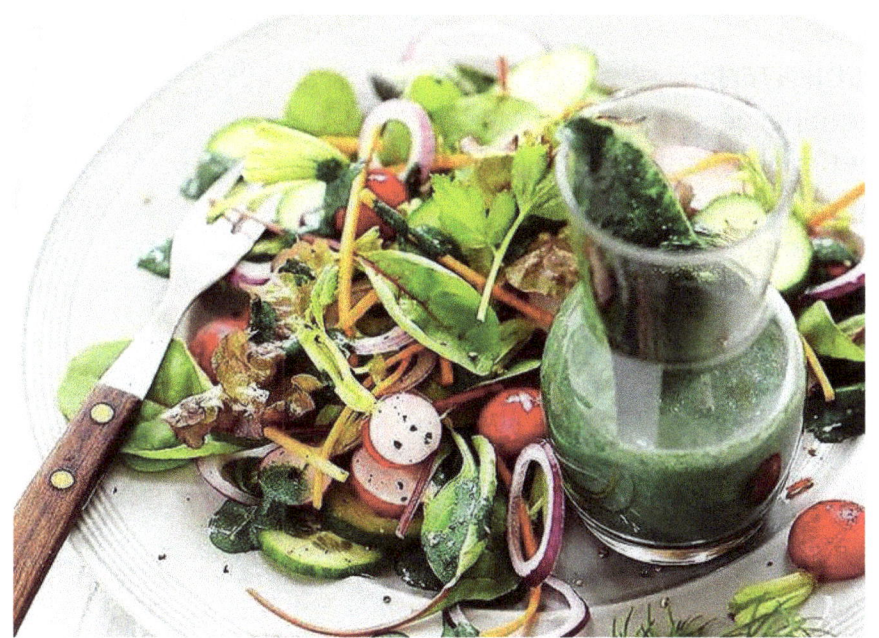

Maakt: 2 porties

INGREDIËNTEN:
- 1 eetlepel verse Spirulina
- 2 eetlepels olijfolie
- Sap van ½ citroen
- cayennepeper naar smaak

INSTRUCTIES:
a) Doe alle ingrediënten bij elkaar en meng.
b) Kies je favoriete salade en giet de Spirulina dressing erover.

SMOOTHIES EN COCKTAILS

73. **Zeemeermin limonade**

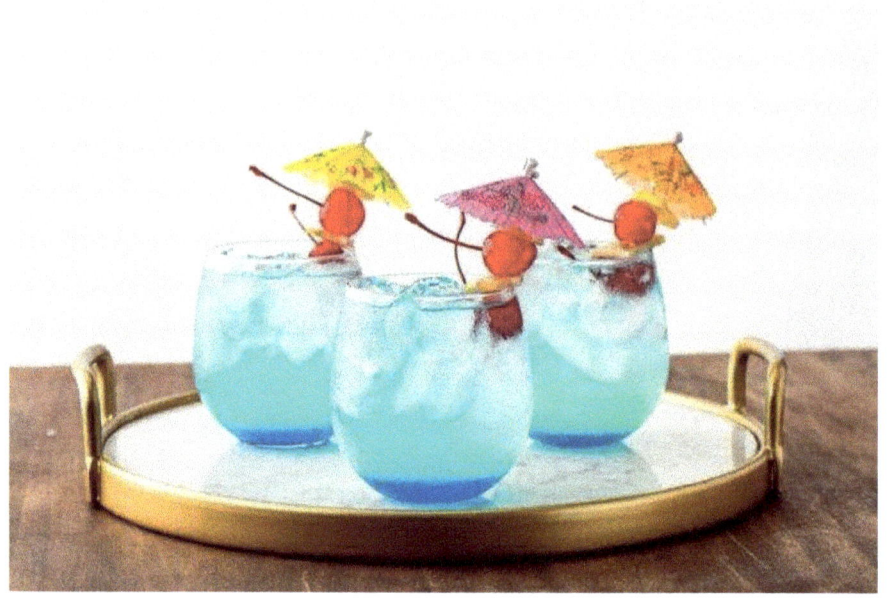

Maakt: 5-6 kopjes

INGREDIËNTEN:
- 4 kopjes water
- 4 grote citroenen, geperst
- ½ kopje Agave Nectar
- 1 theelepel E3 Live Blue Spirulina
- 1 snufje Zout

INSTRUCTIES:
a) Was de citroenen en halveer ze. Pers het citroensap met een citruspers of je handen uit in een kom en verwijder eventuele pitjes. Je zou ongeveer 1 kopje vers citroensap moeten krijgen.
b) Klop de agavenectar samen met het citroensap tot alles goed gemengd is.
c) Meng in een grote kan het water, agave/citroensap, blauwe spirulina en een snufje zout. Roer tot alles goed gemengd is en het spirulinapoeder is opgelost.
d) Koel of giet over ijs en geniet ervan!

74. Blauwe smoothiekom

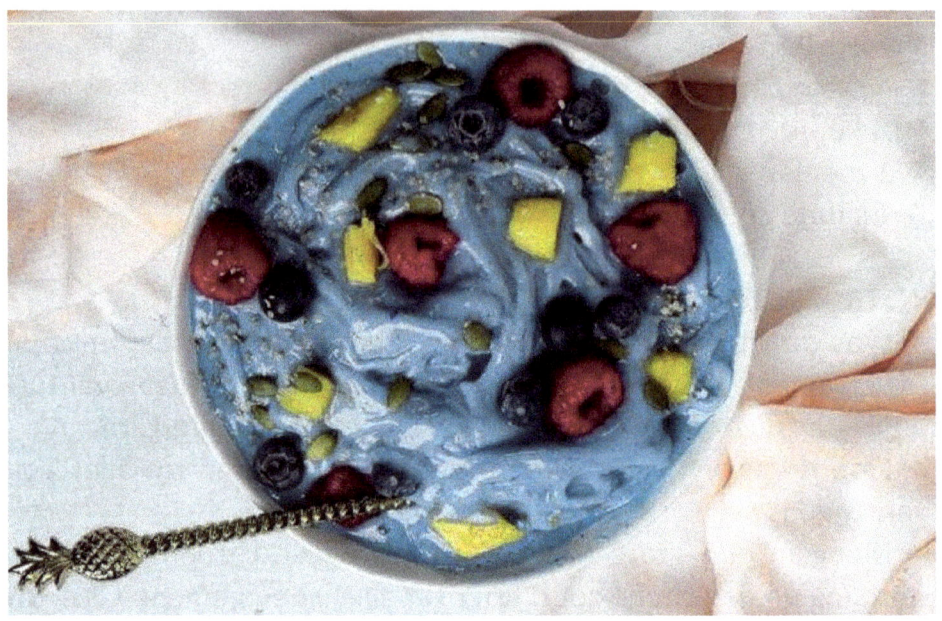

Voor: 1 smoothiebowl

INGREDIËNTEN:
- 1 ½ rijpe banaan, geschild en ingevroren
- 1 kopje verse mango, bevroren
- ½ kopje kokosmelkyoghurt
- ¼ kopje ongezoete amandelmelk of kokosmelk
- ¼ kopje sinaasappelsap
- 1 theelepel limoenrasp
- 2 tot 3 theelepels blauwe spirulinapoeder of blauwe erwtenbloempoeder
- ½ kopje ijs

Toppings:
- ⅓ kopje Bob's Red Mill Paleo Muesli
- ¼ kopje verse bosbessen
- 1 Kiwi, geschild en in plakjes
- ¼ kopje verse mango, geschild en in stukjes gesneden

INSTRUCTIES:
a) Voeg alle ingrediënten voor de smoothiebowl toe aan een blender en mix tot een gladde massa.
b) Giet blauwe smoothie in een kom en top met paleo muesli en vers fruit.

75. Gemberlimonade met blauwe spirulina

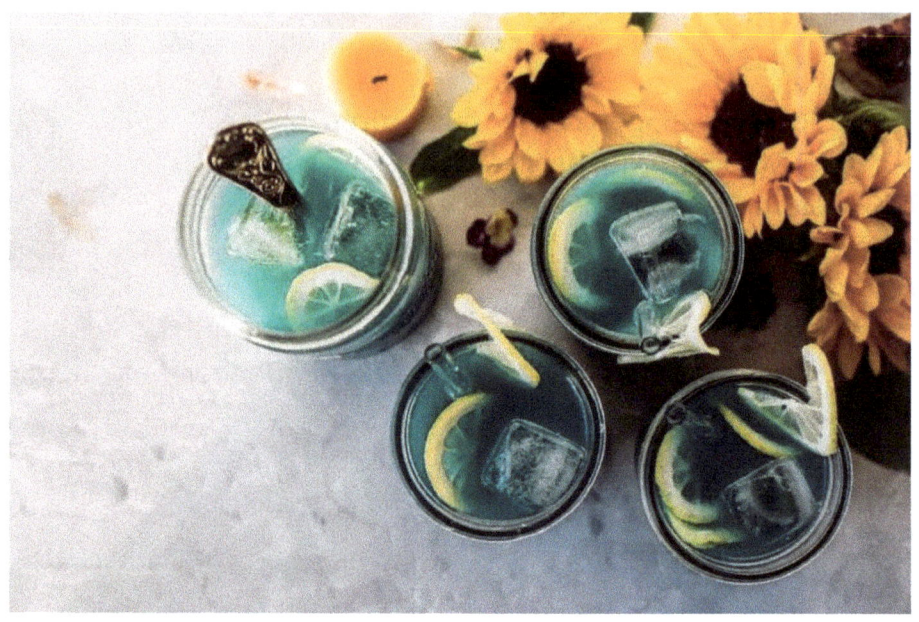

Maakt: 4-6 porties

INGREDIËNTEN:
- 2 kopjes gefilterd water
- 1 kopje gemberthee
- 2-4 citroenen
- 1 schep spirulina
- Stevia naar smaak
- 1 kopje ijs

INSTRUCTIES:
a) Zet je gemberthee.
b) Voeg water, citroensap, blauwe melk, zoetstof en CBD-olie toe.
c) Voeg ijs toe en geniet ervan!

76. Kokos Tequila Kefir Cocktail

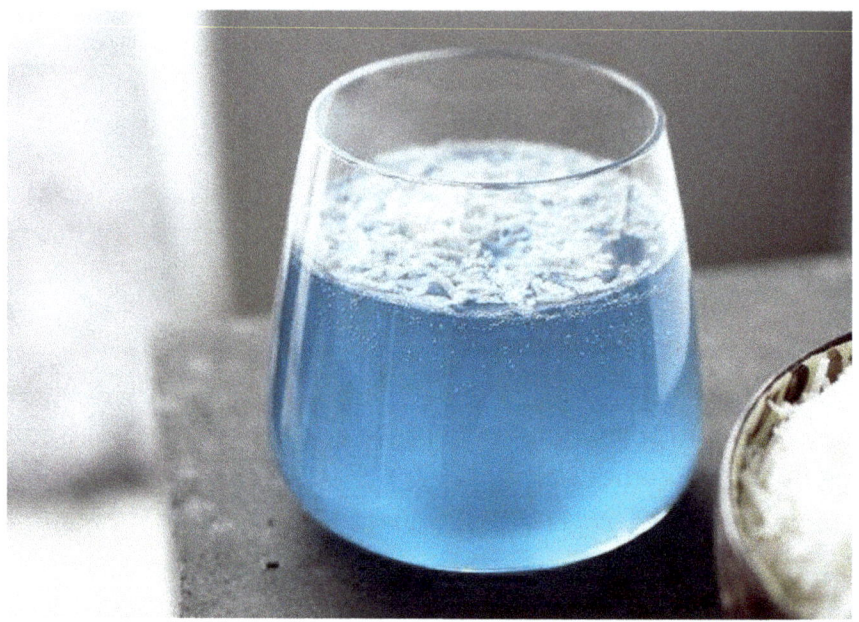

Maakt: 1 portie

INGREDIËNTEN:
- 1-ounce kokos tequila
- ⅛ theelepel spirulinapoeder
- Kokoswaterkefir
- Geraspte kokosnoot

INSTRUCTIES:
a) Los in een cocktailglas ⅛ theelepel spirulinapoeder op met kokos tequila.
b) Voeg ijsblokjes toe en top af met waterkefir naar jouw smaak.
c) Roer voorzichtig en bestrooi met kokosschaafsel.
d) Serveer onmiddellijk.

77. Acaibes Spirulina Kombucha

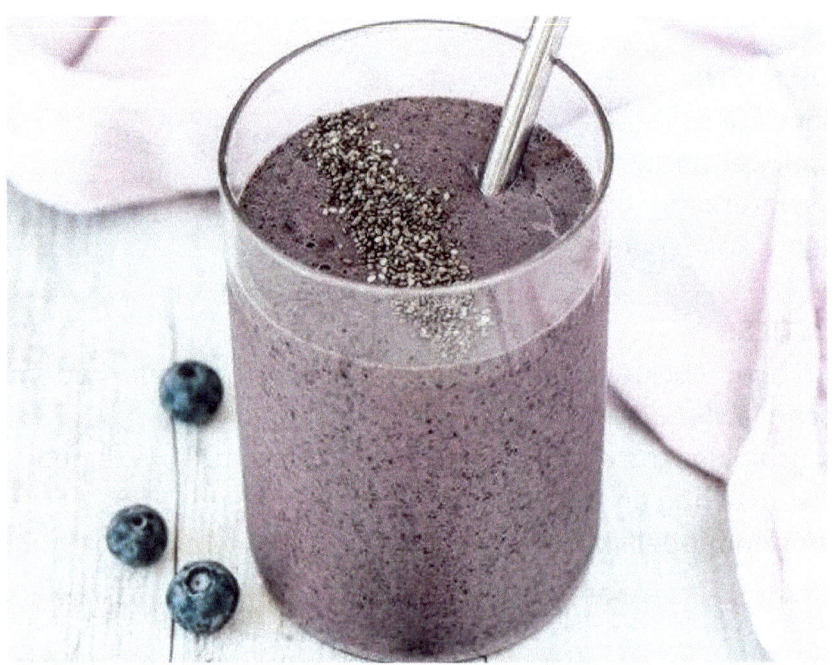

Maakt: 1

INGREDIËNTEN:
- 4 ons açai-bessensap
- 4 ons zwarte thee kombucha
- ½ theelepel spirulinapoeder

INSTRUCTIES:
a) Meng het sap, de kombucha en het spirulinapoeder in een glas en serveer.

78. Spirulina Yoghurt Smoothie

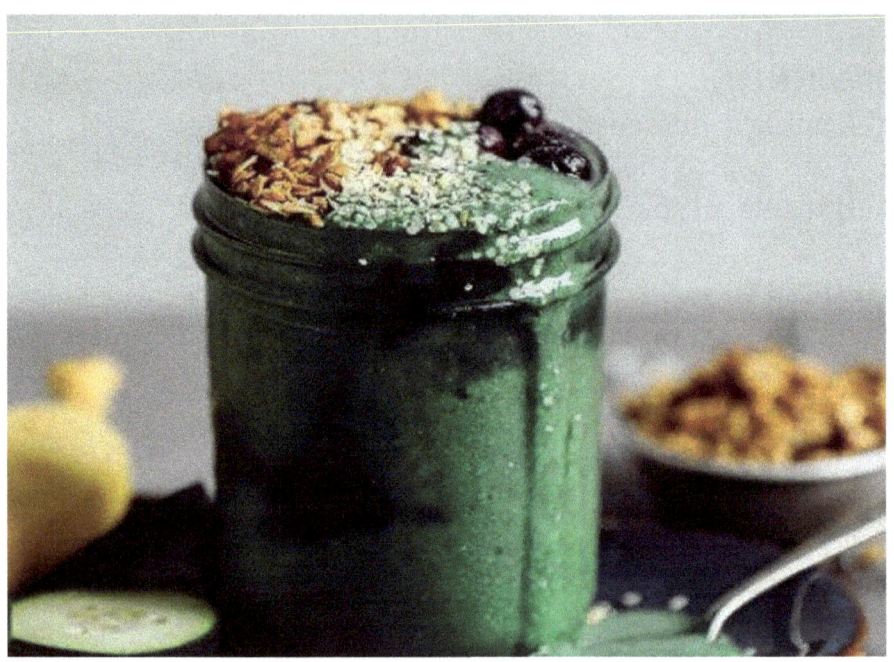

Maakt: 2

INGREDIËNTEN:
- 1 theelepel spirulina
- 2-3 centimeter geraspte gemberknop
- sap van een ½ citroen
- ½ komkommer
- Een handvol bladspinazie
- 1 kopje yoghurt
- ½ kopje bevroren bosbessen
- ½ kopje water of meer indien nodig

INSTRUCTIES:

a) Meng de spirulina met de yoghurt van de spinazieblaadjes en wat water.

b) Voeg vervolgens de komkommer, bevroren bosbessen, citroensap en gember toe aan het mengsel en meng goed. Voeg indien nodig meer water toe.

c) Garneer met wat granola.

79. Eiwit Spirulina Limeade

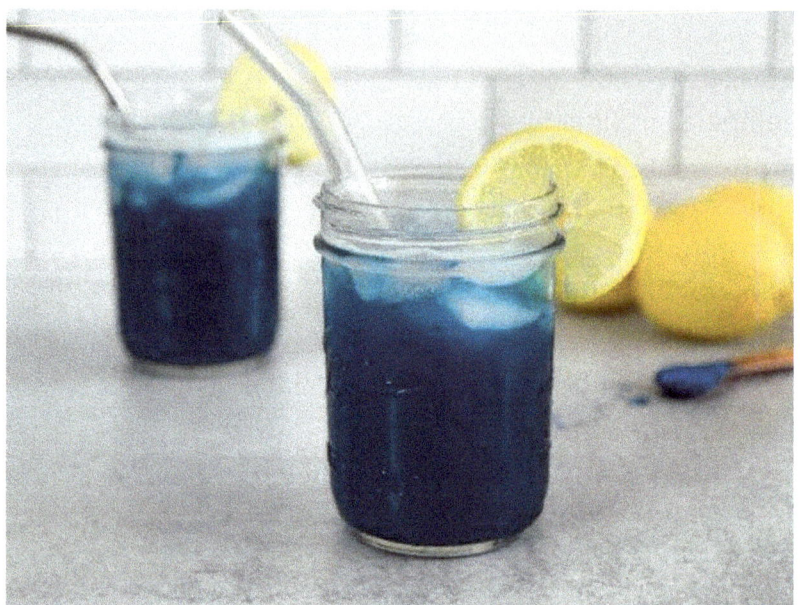

Maakt: 2 Porties

INGREDIËNTEN:
- 1 appel
- 1 bosje waterkers
- 1 limoen, geschild
- 1 nectarine
- 1 peer
- 1 eetlepel spirulinapoeder

INSTRUCTIES:
a) Doe gewoon alle ingrediënten in je sapcentrifuge.
b) Juice en serveer in goed gekoelde glazen.

80. Fruit En Koriandersap

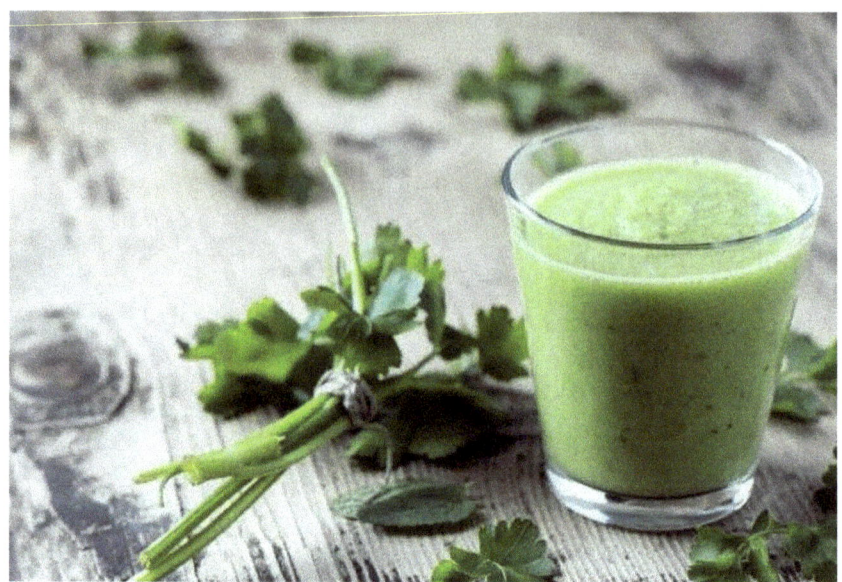

Maakt: 2 Porties

INGREDIËNTEN:
- 1 bosje verse koriander
- 1 limoen, geschild
- 1 peer, klokhuis
- 1 theelepel Spirulina-poeder
- 2 Granny Smith-appels, klokhuis verwijderd
- 4 stengels bleekselderij, fijngehakt

INSTRUCTIES:
a) Maak sap van selderij, appels, peren, koriander, limoen en spirulina in uw elektrische sapcentrifuge.

b) Verdeel het sap over twee hoge, goed gekoelde glazen; onmiddellijk serveren.

81. Kool En Jus D'orange

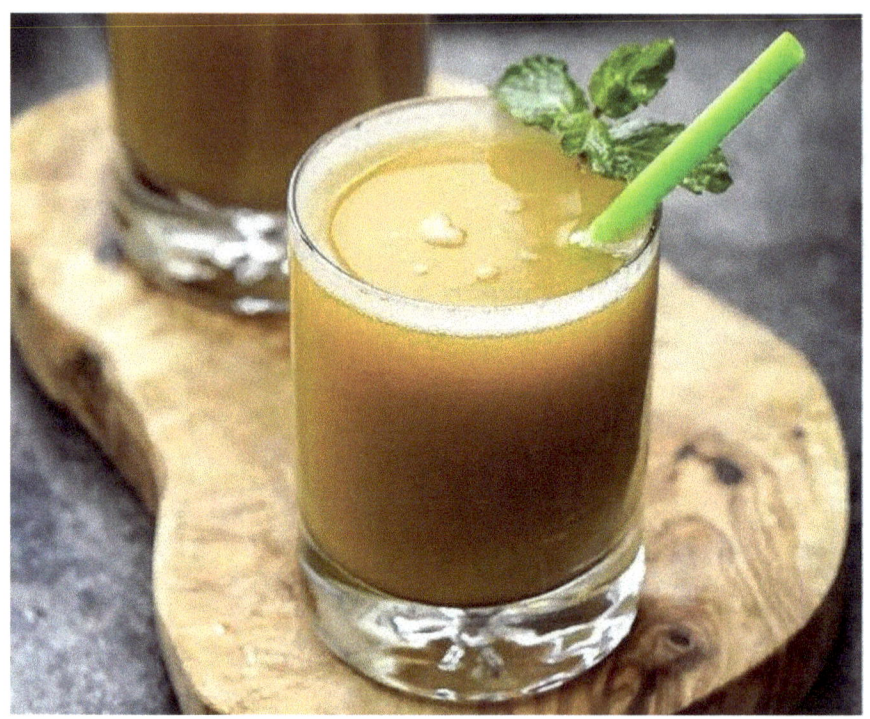

Maakt: 2 Porties

INGREDIËNTEN:
- 1 groene appel
- 1 sinaasappel
- 1 theelepel Spirulina-poeder
- 4 blaadjes rode kool

INSTRUCTIES:
a) Kern groene appel en schil de sinaasappel.
b) Verplaats ze naar een sapcentrifuge samen met kool en Spirulina-poeder.
c) Sap en serveer onmiddellijk.

82. Papaya & Spirulina Smoothie

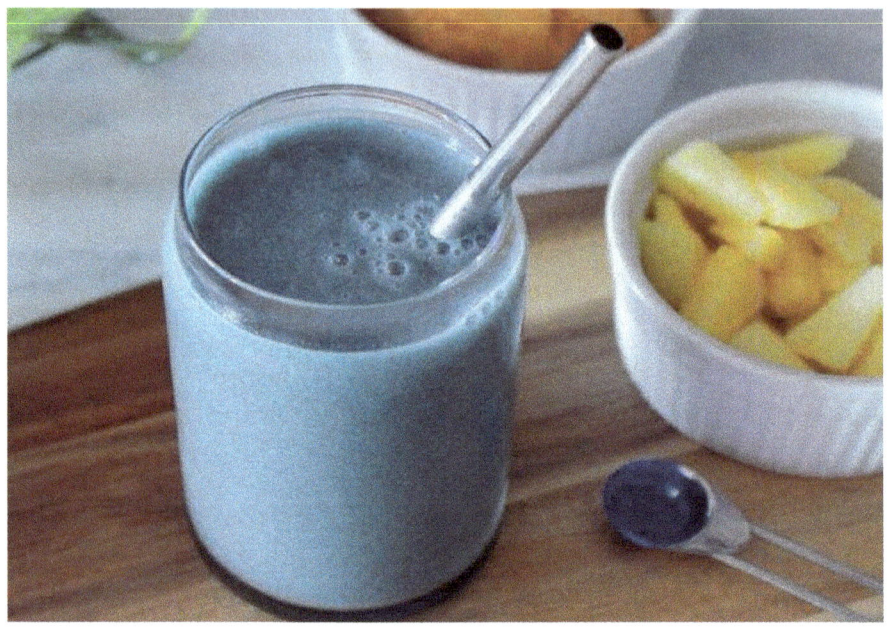

Maakt: 2 porties

INGREDIËNTEN:
- 1 theelepel verse spirulina
- 1 verse papaja
- 1 limoensap
- ½ theelepel kaneel
- Ijs

INSTRUCTIES:
a) Meng alle **INGREDIËNTEN:** in een blender tot een gladde massa.
b) Je kunt ook bananen of aardbeien zetten. Genieten!

83. B lakbes Virgin paloma

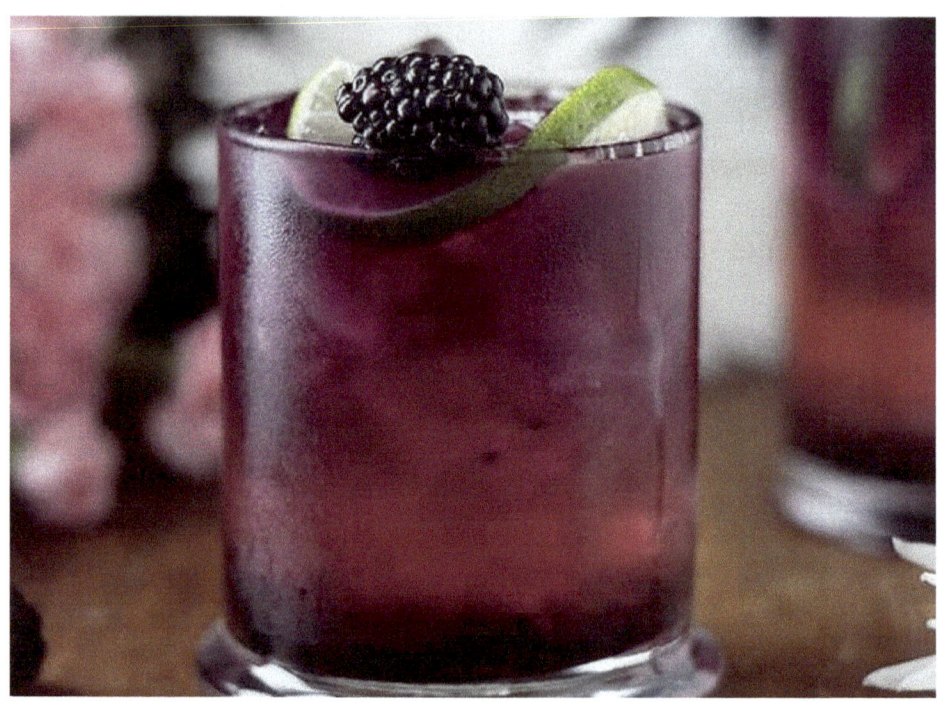

Maakt: 1 Mocktail

INGREDIËNTEN:
- 3 Bramen
- 5 scheutjes Hella Bitters Gerookte Chili Bitters
- ½ ounce vers geperst limoensap
- 4-6 ons grapefruit frisdrank
- 1-ounce Spirulina-thee, gekoeld

INSTRUCTIES:
a) Roer bramen in een glas met zware bodem. Voeg bitters toe en een scheutje limoensap.
b) Top bessen en bitters met een laagje gemalen ijs. Dit zorgt ervoor dat de bessenzaden niet ronddrijven in de drank.
c) Vul het glas met ijs en bedek het met gekoelde pompelmoesfrisdrank.
d) Voeg desgewenst een ons gekoelde Spirulina toe voor kleur. Garneer met limoen en bramen.

84. Spirulina Kamille Kefir

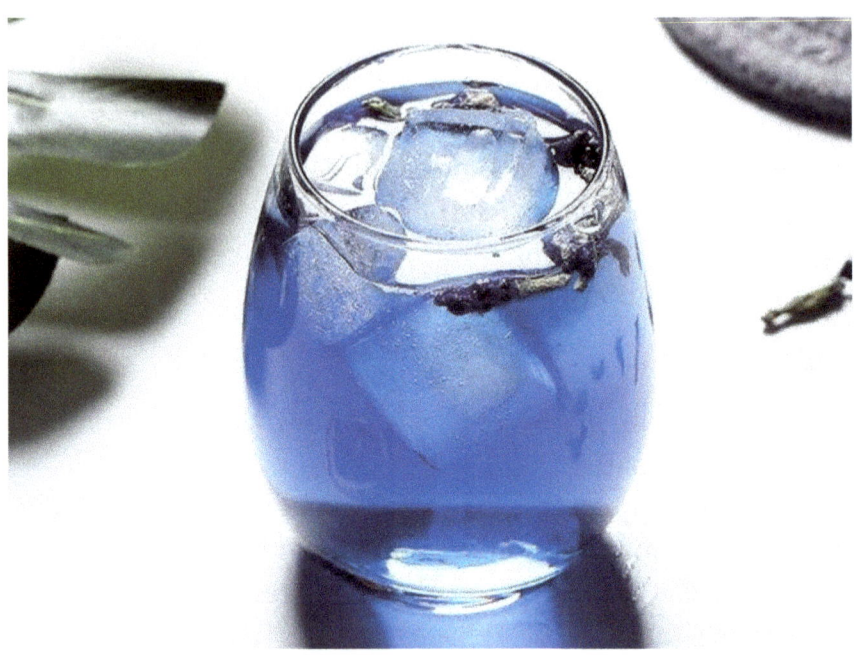

Maakt: 4 kopjes

INGREDIËNTEN:
- 2 theelepels spirulinapoeder
- 8 stuks gekonfijte gember
- 3 takjes verse pepermunt, gekneusd
- 1 theelepel gedroogde kamillebloemen

INSTRUCTIES:
a) Maak de eerste fermentatie en laat de pot 24-48 uur op een warme plaats staan.
b) Zeef de korrels en voeg de ingrediënten toe aan de groene fles met draaidop met de eerste gefermenteerde waterkefir.
c) Sluit de fles met draaidop af en laat deze 24 uur op een warme plaats staan voor de tweede gisting.
d) Langzaam openen, zeven en genieten!

85. Spirulina thee latte

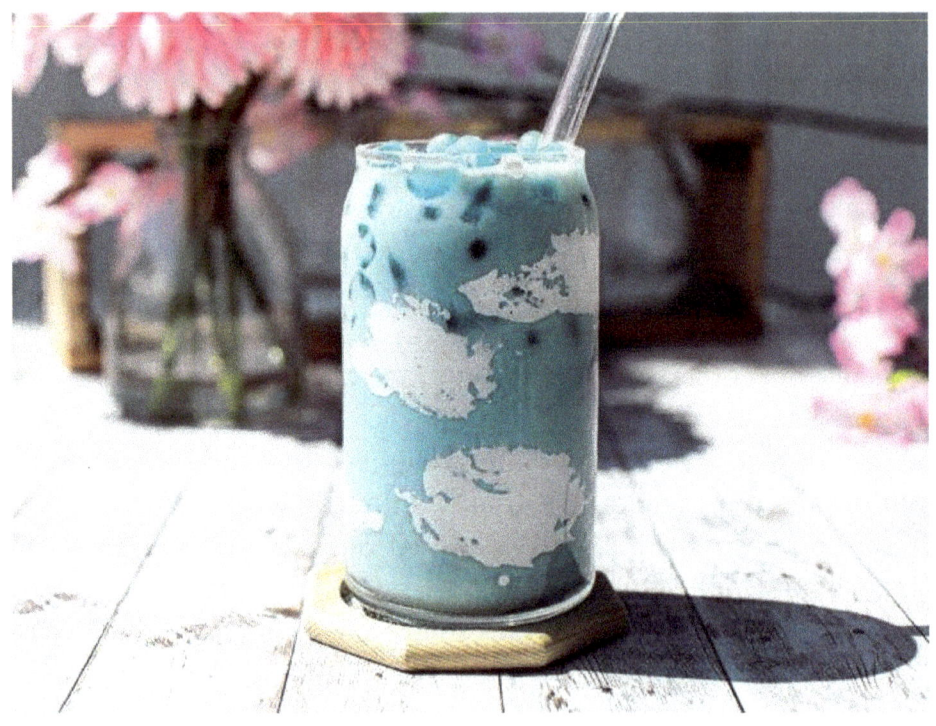

Maakt: 4

INGREDIËNTEN:
- 1 theelepel blauwe erwtenbloemthee
- 8 ons water
- ½ kopje melk
- 1 theelepel honing

INSTRUCTIES:
a) Doe losse theeblaadjes in een infuser.
b) Giet er een kop heet water in.
c) Laat 5 minuten trekken. Ga niet te ver.
d) Stoom de melk.
e) Giet het hete water in een mok.
f) Giet de melk erop.
g) Werk af met een scheutje honing.

86. Groene Kokos Bessen Smoothie

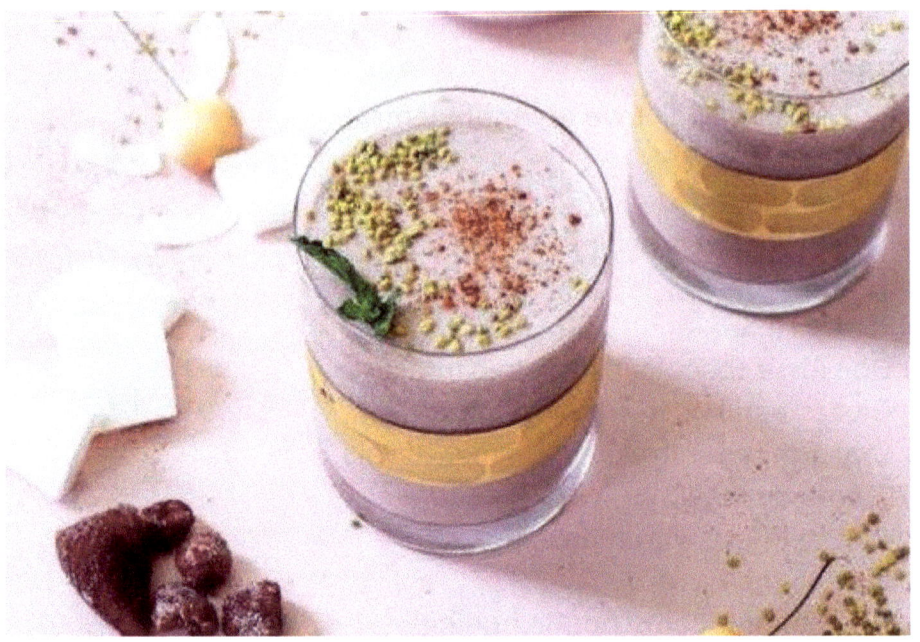

Maakt: 2

INGREDIËNTEN:
- 1 kopje verse stukjes ananas
- 1 kopje bevroren bosbessen
- 1 kopje bevroren mangostukjes
- ½ kopje kokoswater
- ¼ theelepel spirulina-eiwit

INSTRUCTIES:
a) Voeg alle ingrediënten toe en mix tot een gladde massa.
b) Garneer met chia en geraspte kokos.

87. Papaya & Spirulina Smoothie

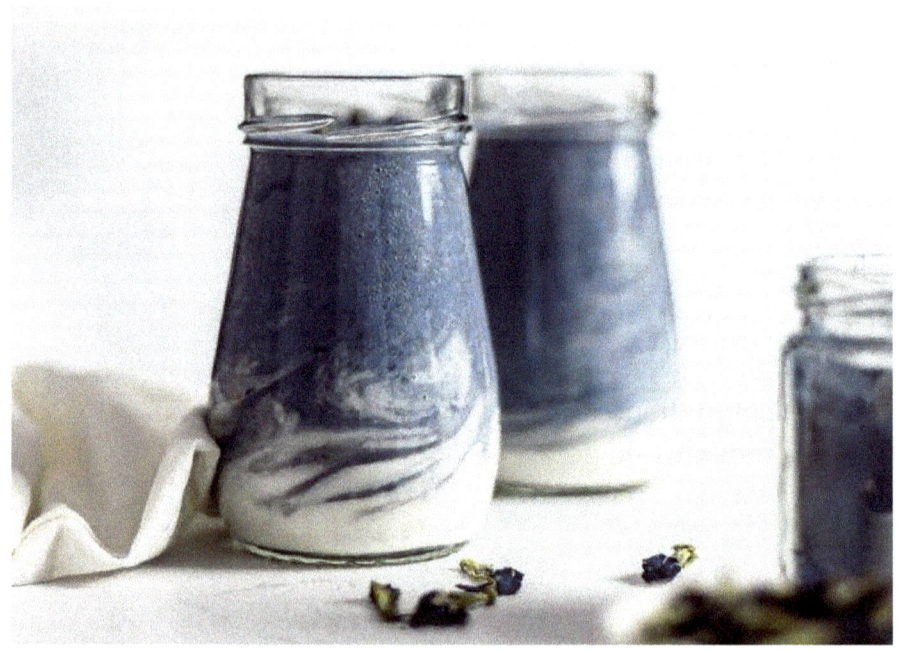

Maakt: 2 porties

INGREDIËNTEN:
- 1 theelepel Spirulina-poeder
- 1 verse papaja
- 1 limoensap
- ½ theelepel kaneel
- Ijs

INSTRUCTIES:
c) Mix alle ingrediënten in een blender tot een gladde massa.
d) Genieten!

88. Spirulina- avocado-smoothie

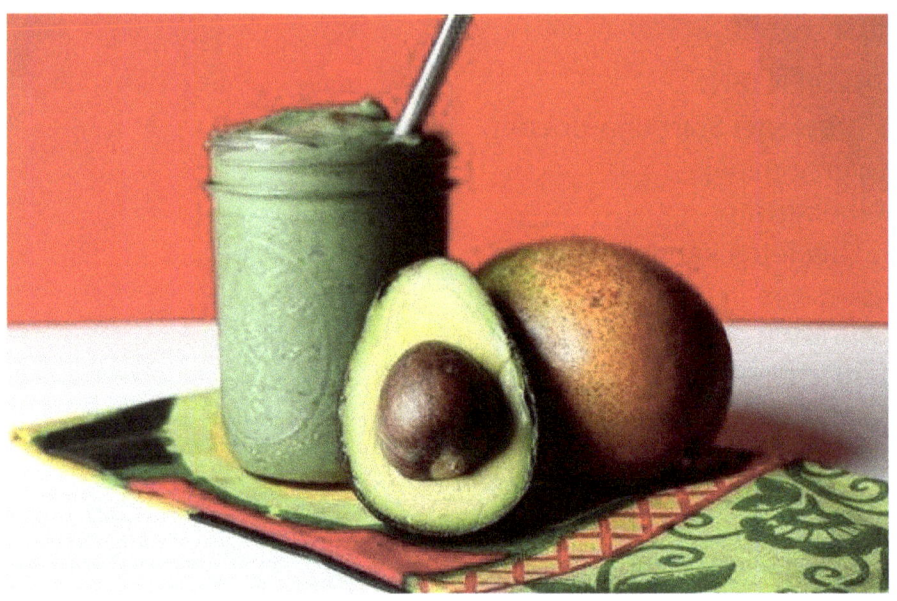

Maakt: 3

INGREDIËNTEN:
- ½ avocado, geschild en in blokjes
- ⅓ komkommer
- 2 kopjes spinazie
- 1 kop kokosmelk
- 1 kopje amandelmelk
- 1 theelepel Spirulina-poeder
- ½ limoensap
- ½ scoop vanille eiwitpoeder
- ½ theelepel chiazaad

INSTRUCTIES:
a) Mix het avocadovlees met de komkommer en de rest van de ingrediënten in een blender tot een gladde massa.
b) Dienen.

89. Prei Spirulina Smoothie

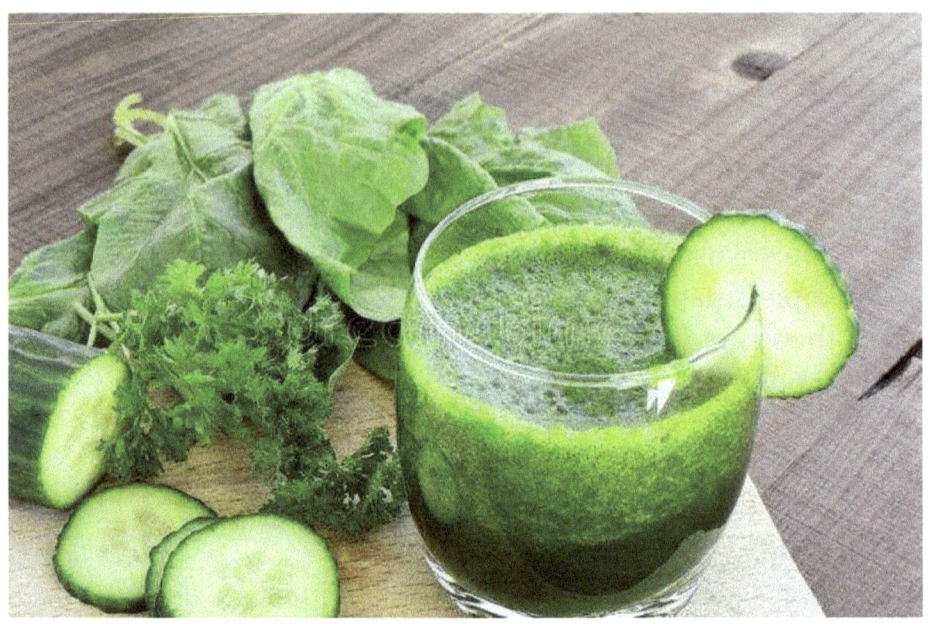

Maakt: 2

INGREDIËNTEN:
- 1 kop Broccoli
- 2 Eetlepels Cashewboter
- 2 prei
- 2 Komkommers
- 1 limoen
- ½ kopje sla
- ½ kopje bladsla
- 1 Eetlepel Spirulina
- 1 kopje gemalen ijs

INSTRUCTIES:
a) Combineer in een blender .
b) Serveer .

90. Cacao Spirulina Smoothie

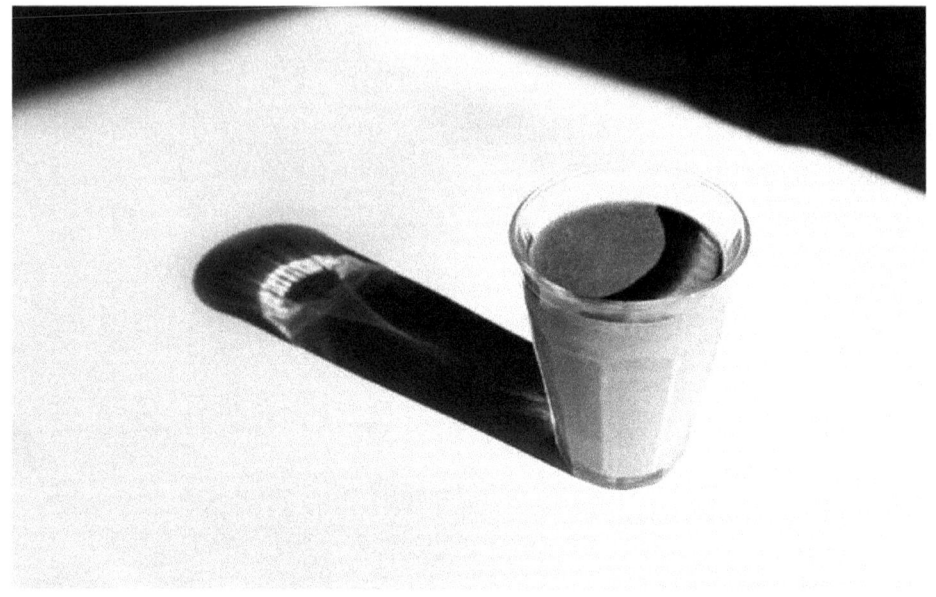

Maakt: 2

INGREDIËNTEN:
- 2 kopjes spinazie
- 1 kopje bosbessen, bevroren
- 1 eetlepel donkere cacaopoeder
- ½ kopje ongezoete amandelmelk
- ½ kopje gemalen ijs
- 1 theelepel honing
- 1 Eetlepels Spirulina-poeder

INSTRUCTIES:
a) Combineer in een blender
b) Dienen

91. Spirulina -shake

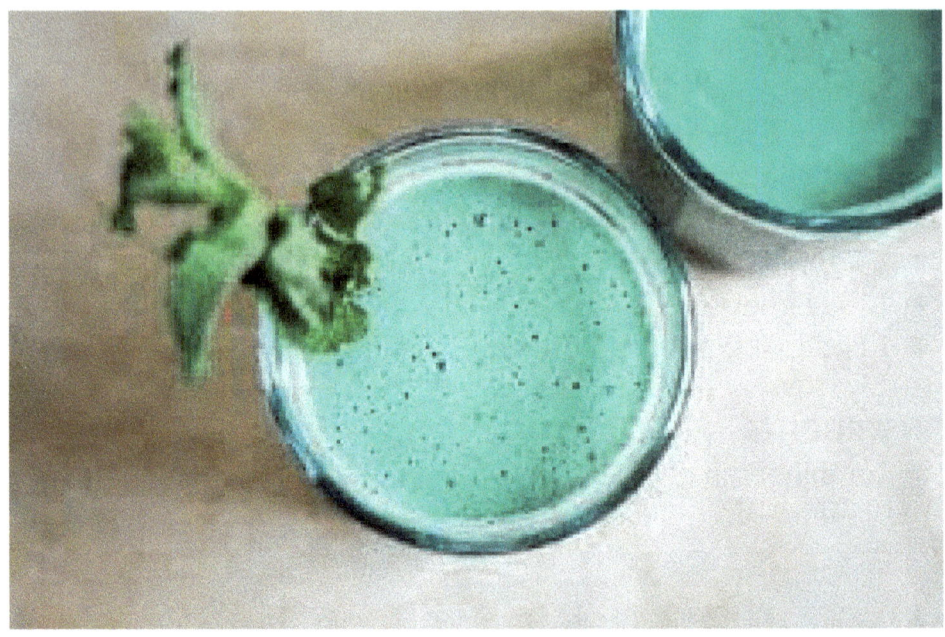

Maakt: 4 porties

INGREDIËNTEN:
- ¾ kopje amandelen
- ¾ kopje ontpitte dadels
- 1 eetlepel spirulina
- 3 kopjes gefilterd water
- ½ theelepel macapoeder
- 1 kopje ijs

INSTRUCTIES:
a) Combineer de amandelen, dadels, spirulina, water, maca en ijs in je hogesnelheidsblender en mix tot een gladde massa. Voeg het ijs toe en mix tot het goed gemengd is.
b) Het is het lekkerst om direct te serveren, maar in de koelkast nog enkele dagen houdbaar.

92. Spirulina & Gember Smoothies

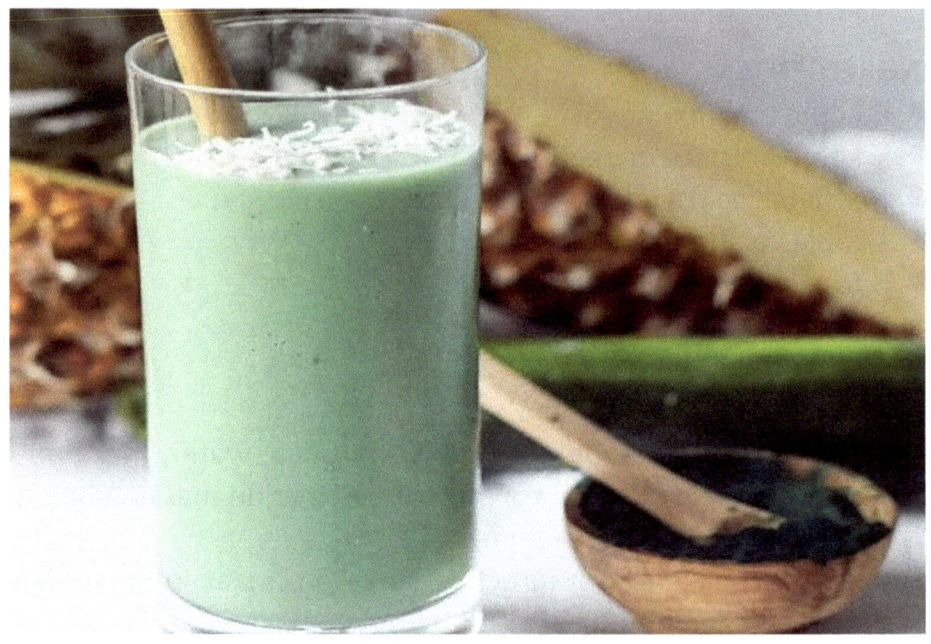

Maakt: 2

INGREDIËNTEN:
- 1 Anjou-peer, gehakt
- ¼ kopje witte rozijnen of gedroogde moerbeien
- 1 theelepel vers gehakte gemberwortel
- 1 grote handvol gehakte snijsla
- 1 eetlepel hennepzaad
- 1 kopje ongezoete Spirulina-thee, gekoeld
- 7 tot 9 ijsblokjes

INSTRUCTIES:
a) Doe alle ingrediënten behalve het ijs in een Vitamix en verwerk tot een gladde en romige massa.
b) Voeg het ijs toe en verwerk opnieuw. Gekoeld drinken.

93. **Spirulina Limonade**

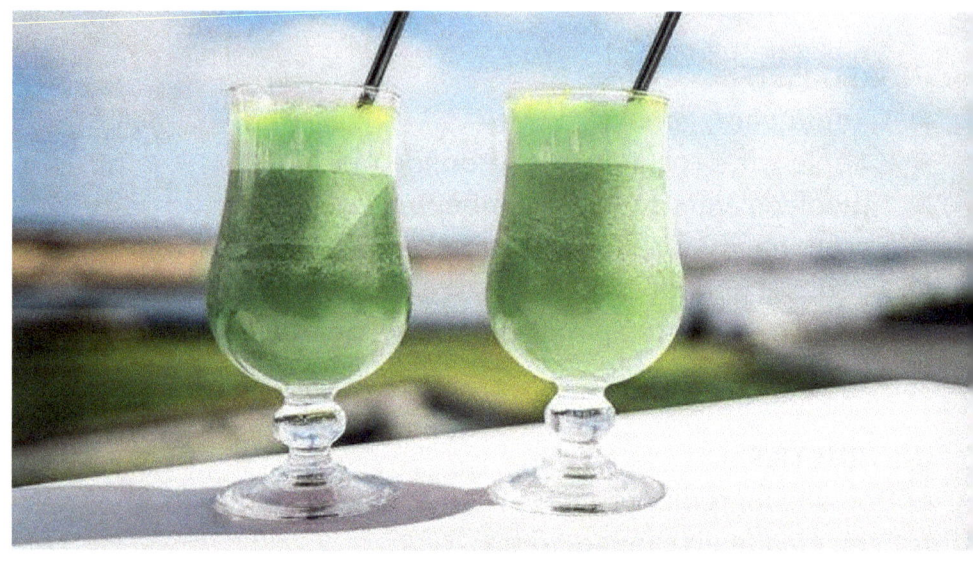

Maakt: 20 porties

INGREDIËNTEN:
- 2 kopjes kokend water
- 1 eetlepel Spirulina-poeder
- 2 12-ounce blikjes bevroren limoenconcentraat
- Garnering: partjes limoen

INSTRUCTIES:
a) Combineer kokend water en spirulina in een theepot.
b) Laat 10 minuten staan.
c) Laat de thee iets afkoelen.
d) Bereid bevroren limeade volgens de instructies op de verpakking in een grote kan .
e) Roer de spirulina-thee erdoor; afdekken en afkoelen. Garneer met partjes limoen.
f) Bewaar het rode sap uit potten marasquinkersen. Roer een beetje ervan door de punch, limonade, ginger ale of melk voor een zoet roze drankje waar kinderen dol op zullen zijn.

94. Munt Chocolade Chip Shake

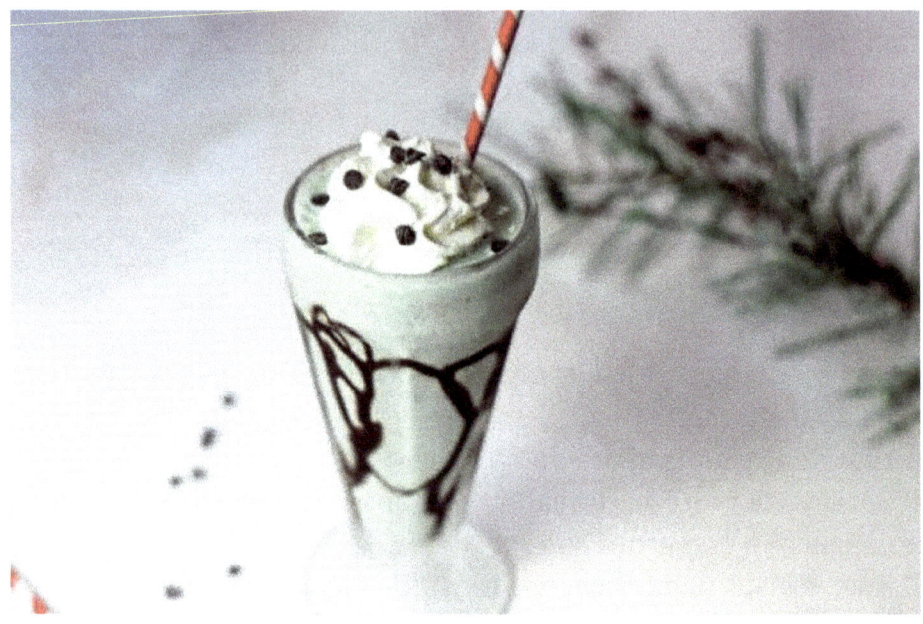

Maakt: 2

INGREDIËNTEN:
- 2 schepjes chocolade eiwitpoeder
- 12 ons Spirulina met muntsmaak
- 1 Eetlepel rauw cacaopoeder
- 1 Eetlepel cacaobonen
- 3 ijsblokjes

INSTRUCTIES:
a) Gooi alle ingrediënten in een blender gedurende 30-60 seconden.

95. Vanille Spirulina Avocado Shake

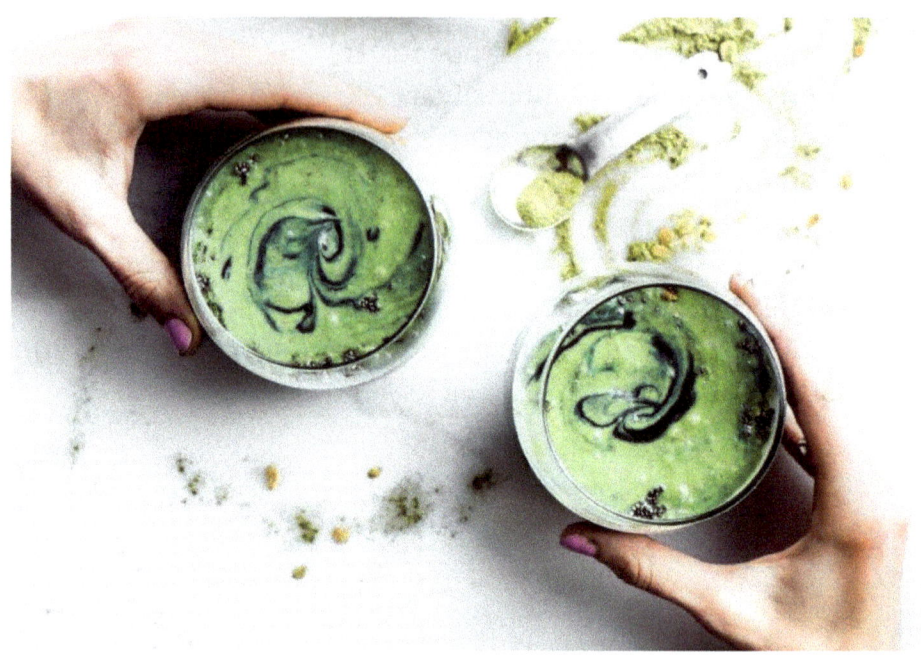

Maakt: 2

INGREDIËNTEN:
- 1½ kopje amandelmelk
- 2 schepjes vanille eiwitpoeder
- ¼ theelepel vanille-extract
- ½ avocado ontpit en geschild
- 2 theelepels Spirulina-poeder
- 1 handvol spinazie

INSTRUCTIES:
a) Mixen tot een gladde substantie.
b) Proef en pas indien nodig ijs of ingrediënten aan.

96. Spirulina En Kokos Frappe

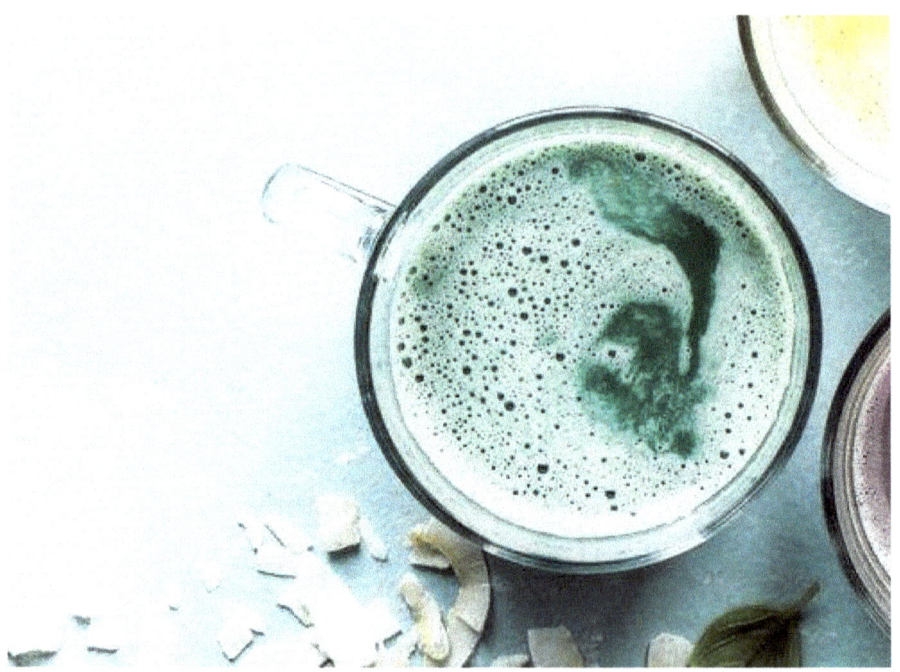

Maakt: 2

INGREDIËNTEN:
- IJs + kokosmelk
- 1 Schep Yoghurt frappé
- 1 minischep Spirulina-poeder

INSTRUCTIES:
a) Vul de beker met ijs, ter hoogte van de bovenkant van de beker
b) Giet melk over het ijs
c) Giet de inhoud van de beker in een blenderkom
d) Voeg frappe en spirulina toe
e) Doe het deksel er goed op en mix tot een gladde massa

97. Spirulina & Aardbeienfrappé

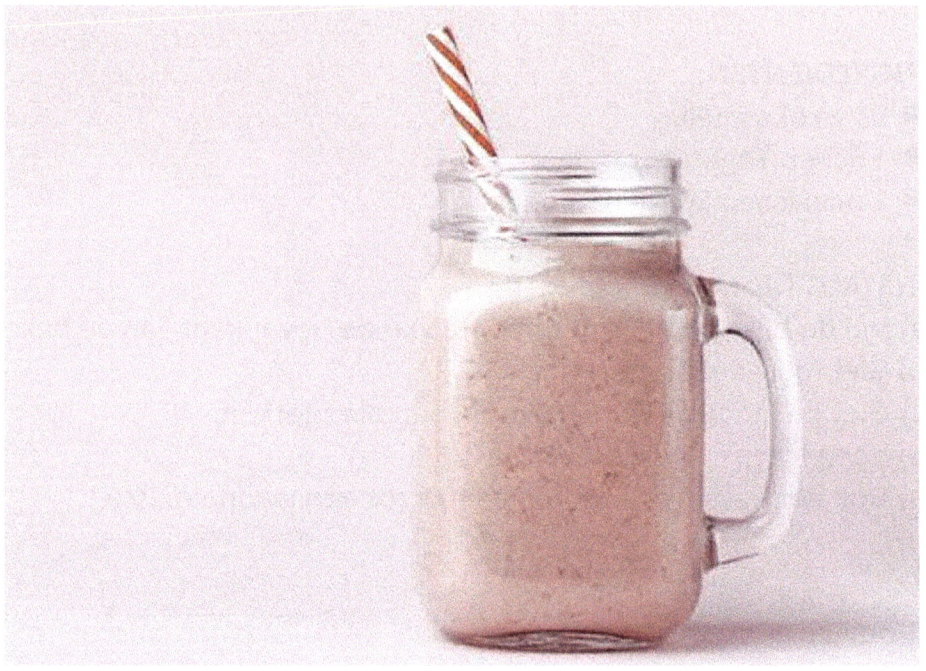

Maakt: 2

INGREDIËNTEN:
- IJs + melk
- 1 minischepje Spirulina-poeder
- 2 pompjes suikervrije aardbeiensiroop
- 1 schep Witte Chocolade Frappe

INSTRUCTIES:
a) Vul de beker met ijs, waterpas tot aan de bovenkant van de beker
b) Giet melk over het ijs
c) Giet de inhoud van de beker in een blenderkom
d) Voeg spirulina, siroop en frappe-poeder toe
e) Mixen tot een gladde substantie

98. Spirulina Yoghurt Smoothie

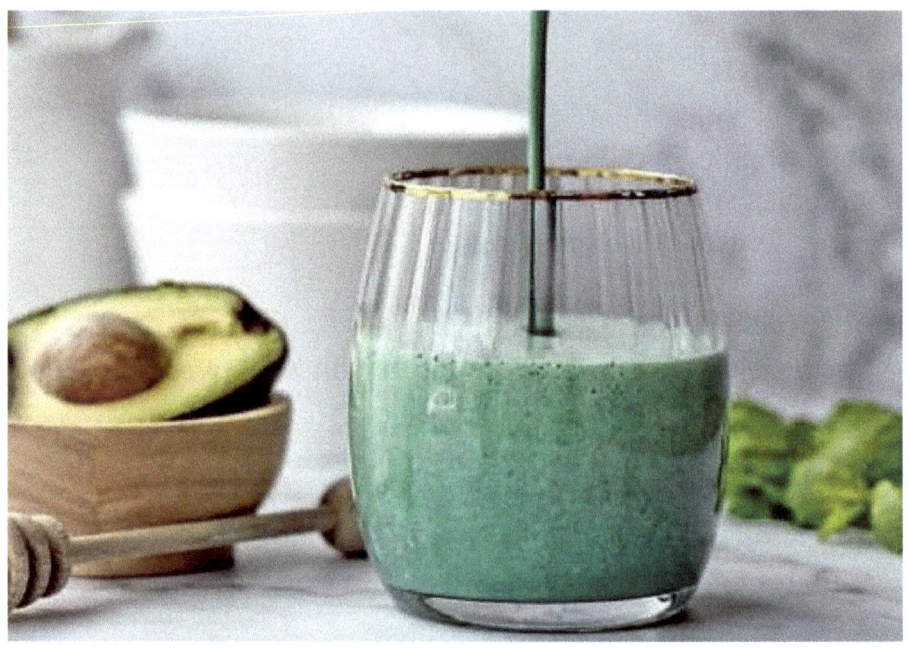

Maakt: 2

INGREDIËNTEN:
- ½ kopje yoghurt
- 2 eetlepels honing of suiker
- ½ kopje ijsblokjes
- 1 theelepel spirulina

INSTRUCTIES:
a) Doe gewoon alle ingrediënten in de blender en mix ze.

99. Spirulina- fruitsmoothie

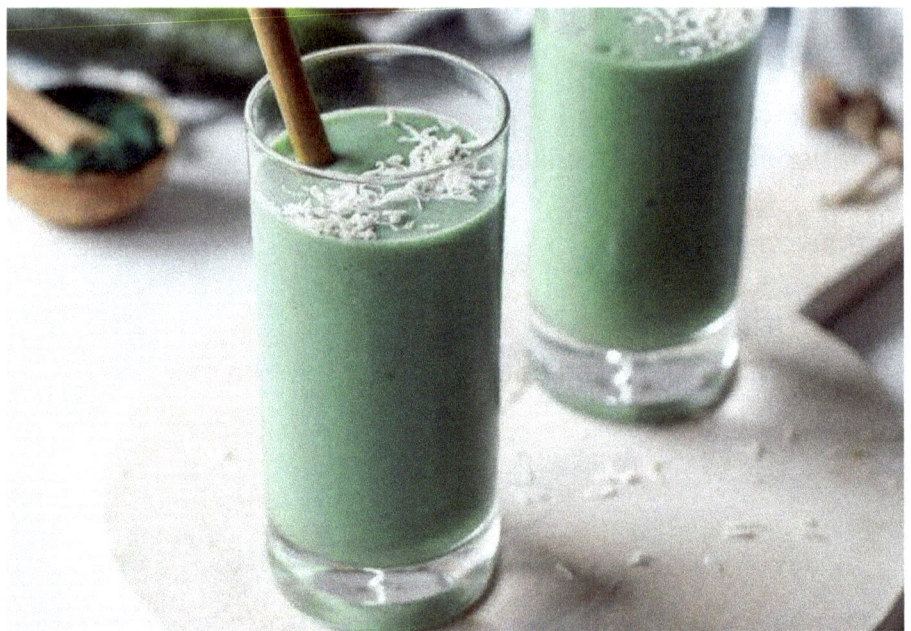

Maakt: 2

INGREDIËNTEN:
- ¼ kopje bessen
- ½ kopje yoghurt
- ½ kopje ijsblokjes
- 1 theelepel spirulina

INSTRUCTIES:
a) Mix de ingrediënten in een elektrische blender en giet het mengsel vervolgens in een hoge klas. Drink het bij voorkeur direct na bereiding.
b) Je kunt kiwi's, bananen, mango's en smaken van munt of gember toevoegen, het is allemaal aan jou en je voorkeuren.

100. Blauwgroene spirulinamelk

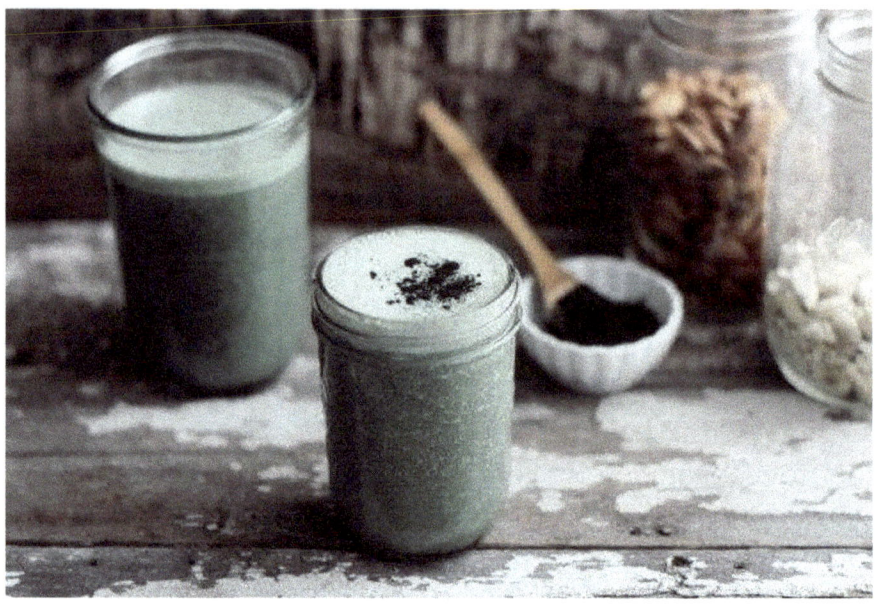

Maakt: 4 porties

INGREDIËNTEN:
- 2 eetlepels spirulina, biologisch en in poedervorm
- 2 kopjes gefilterd water
- ½ kopje rauwe cashewnoten
- ½ kopje rauwe amandelen
- 3 ontpitte dadels
- ½ theelepel vanille-extract
- snufje zeezout

INSTRUCTIES:
c) Week de cashewnoten en amandelen minimaal 2 uur in het water en gooi het water na het weken weg.
d) Mix alle ingrediënten in een blender tot een gladde massa. Chill alvorens te genieten.
e) 2-3 dagen houdbaar in de koelkast.

CONCLUSIE

Het Spirulina kookboek is een must-have voor iedereen die zijn gezondheid en energie wil verbeteren met de kracht van spirulina. Met zijn gemakkelijk te volgen recepten en uitgebreide informatie over dit superfood, helpt dit kookboek je om het meeste uit dit voedzame ingrediënt te halen in je dagelijks leven. Of je nu een gezondheidsbewuste kok bent of gewoon op zoek bent naar heerlijke nieuwe recepten om te proberen, dit kookboek zal zeker een nietje in je keuken worden.

Deze leuke, felgekleurde en heerlijke spirulina-recepten zijn gewoonweg magisch! Maar spirulina is meer dan alleen een leuke manier om visuele opwinding aan je gerechten toe te voegen. Het heeft ook tal van gezondheidsvoordelen. Spirulina zit boordevol voedingsstoffen, het is ontstekingsremmend, het kan de bloeddruk verlagen en nog veel meer.

Nu is spirulina op zichzelf meer een verworven smaak. Maar maak je geen zorgen, het is vrij eenvoudig om de smaak te maskeren en deze recepten zijn de beste manier om aan de slag te gaan met spirulina.

Ingram Content Group UK Ltd.
Milton Keynes UK
UKHW021148220623
423869UK00009B/67